本书专题讲述了《伤寒论》中的十四个重要问题。第一讲阐述了《伤寒论》的历史沿革，以帮助读者正确理解此书涵义；第二讲论述了《伤寒论》条文排列的有机联系，剖析了它的辨证思想和方法；第三讲是六经为病提纲证的现实意义；第四讲介绍了《伤寒论》的气化学说，六经、六气阴阳变化规律。第五讲至第十三讲采用了以方带证的归类方法，把太阳病、阳明病、少阳病、太阴病、少阴病、厥阴病的主要方证进行了归纳，并附有后世方证和医案，以供临床借鉴。最后一讲为作者使用经方的心得体会，并对上述诸讲作了简明扼要的总结。

刘渡舟医书七种

王庆国　刘燕华　闫军堂　主　编

伤寒论十四讲

第 2 版

刘渡舟　著

人民卫生出版社
·北　京·

图书在版编目（CIP）数据

伤寒论十四讲 / 刘渡舟著. — 2版. — 北京：人民卫生出版社，2024.4
ISBN 978-7-117-36008-1

Ⅰ. ①伤… Ⅱ. ①刘… Ⅲ. ①《伤寒论》－研究
Ⅳ. ①R222.29

中国国家版本馆 CIP 数据核字（2024）第 057961 号

人卫智网	www.ipmph.com	医学教育、学术、考试、健康，购书智慧智能综合服务平台
人卫官网	www.pmph.com	人卫官方资讯发布平台

刘渡舟医书七种
伤寒论十四讲
Liu Duzhou Yishu Qizhong
Shanghanlun Shisijiang
第 2 版

丛书主编：王庆国　刘燕华　闫军堂
著　　者：刘渡舟
出版发行：人民卫生出版社（中继线 010-59780011）
地　　址：北京市朝阳区潘家园南里 19 号
邮　　编：100021
E - mail：pmph @ pmph.com
购书热线：010-59787592　010-59787584　010-65264830
印　　刷：北京瑞禾彩色印刷有限公司
经　　销：新华书店
开　　本：710 × 1000　1/16　　印张：8
字　　数：127 千字
版　　次：2013 年 9 月第 1 版　　2024 年 4 月第 2 版
印　　次：2024 年 5 月第 1 次印刷
标准书号：ISBN 978-7-117-36008-1
定　　价：52.00 元

《刘渡舟医书七种》再版
编写委员会

主　编　王庆国　刘燕华　闫军堂

副主编　黄英华　刘晓倩　马小娜　李长香

编　委　（按姓氏笔画排序）

马小娜　马春雷　王东华　王庆国
王雪茜　白茹云　刘　敏　刘丹彤
刘晓倩　刘燕华　闫小翠　闫军堂
孙晓东　孙晓光　李　欣　李　浩
李长香　邱　浩　邹慧琴　张　欢
张　娜　张秀平　邵　奇　林连美
郑丰杰　郑宇屹　赵宇明　郝素梅
倪胜楼　徐鹏飞　黄英华　睢丛璐

《刘渡舟医书七种》再版
整理说明

刘渡舟(1917—2001),北京中医药大学已故终身教授、"伤寒论"专业首批博士研究生导师,当代著名的中医学家、中医教育家。刘老行医、执教60余年,上溯岐黄之道,下逮诸家之说,力倡仲景之学,博采众长,学验宏富,形成了鲜明的学术思想和医疗风格,被誉为"伤寒泰斗""经方大家";其学术成就为中医同仁所公认,在中医学界享有盛誉。刘老以振兴中医、培育桃李为己任,在繁忙的医、教、研之余,坚持著书立说,笔耕不辍,培养后学。刘老一生著述颇丰,曾出版学术著作20余部,发表论文100余篇,为传承发扬中医药事业作出了杰出贡献。

为了系统总结刘渡舟教授的学术思想和临证经验,我们精选了最能反映刘老"治伤寒、用经方、妙用药、精临证"的学术著作,经撰次整理,辑而成帙,名为《刘渡舟医书七种》,以飨读者。这7种代表性医书分别是《伤寒论十四讲》《伤寒论通俗讲话》《新编伤寒论类方》《经方临证指南》《肝病证治概要》《伤寒论诠解》《金匮要略诠解》。这些著作集中反映了刘老行医60余年的学术经验和心血结晶,贯彻了理论和实践相结合的方针。通过阅读刘老文稿,读者可窥其学术思想和临床经验之一斑,并有助于系统地掌握刘老的临证特色和诊治经验。编撰者也希望通过这些文字全面展示刘渡舟教授的成长经历和学术成就,将一代名家的人格品质、宝贵经验以及为中医药事业不屈不挠的奋斗精神传给后世,为中国医学史树起一座不朽的丰碑。

《刘渡舟医书七种》于2013年首次出版后,由于学术质量上乘,密切联系临床,集中体现刘老学术精华,因而深受广大读者欢迎,反响良好,好评如潮。**本次修订再版主要做了以下几方面工作:①核对了原书中引用的古代医著和现代文献,并对引用有误和疏漏之处进行了更正;②对于原著中出现的文字、标点错误予以改正;③在尽量保持书稿原貌的前提下,对于文句不通顺、读之拗口之处,在不影响文字原意的前提下进行了润**

色；④原书中出现的古今字、异体字、繁体字等统一修改为现在通行的简化汉字，但是对于以往的病名、药名、计量单位等则未予改动，保持原貌。

总之，将刘老积累多年的著作、文章、讲稿等整理出版是名医工作室的重要工作之一，《刘渡舟医书七种》即是在燕京刘氏伤寒流派传承工作室（国家中医药管理局第一批全国中医学术流派传承工作室建设项目）、国医大师王庆国传承工作室，以及刘渡舟名家研究室（北京市中医管理局首批中医药“薪火传承3+3工程”室站建设项目）骨干成员的共同努力之下完成的。在此，谨向参与此次修订工作的各位同仁致以谢意。

第四届国医大师
燕京刘氏伤寒流派传承工作室负责人
刘渡舟名家研究室主任
北京中医药大学终身教授、博士研究生导师
王庆国

2023年10月

再版序

昔日严器之曾说:“《伤寒论》十卷,其言精而奥,其法简而详,非寡闻浅见所能赜究。”可见研究伤寒之学亦非易易。然而,自成聊摄依经以开注述之端,方中行又“订正”叔和撰次之文,而立三纲鼎立之论,从此而往,名贤辈出,代不乏人,使伤寒之学万紫千红,而蔚成大观。余不敏,伏膺仲景之学有数十年之久,每于研读所获,或临床有得,辄整理成文,而公之于世。年久所积,约十万言,于一九八二年乃以《伤寒论十四讲》之名问世。一年来,此书销售已尽,索书者仍络绎不绝,因而再版,以满足读者的要求。

再版的内容,除了校定书中错字、衍文、遗漏之处,并在第一讲内补充了《“六经”析疑》《论八纲辨证与六经辨证的关系》外,余之如旧。新补充的两篇文章,对于澄清“六经”中的一些模糊认识是有现实意义的。限于个人水平,其中错误难免,尚希读者不吝批评指正。

刘渡舟

1984 年 5 月 1 日于北京

前 言

我编写的这本小册子专题讲述了《伤寒论》里的十四个问题，但这些问题并不是孤立存在的，而是有它的系统性和彼此的内在联系。例如，第一讲阐述了《伤寒论》的历史沿革和对六经辨证的认识，以帮助读者正确理解此书的涵义；第二讲论述了《伤寒论》条文排列的有机联系，剖析了《伤寒论》的辨证思想和方法；第三讲是讲六经为病提纲证的现实意义；第四讲介绍了《伤寒论》的气化学说，是以传统的医理去分析六经、六气阴阳变化的规律。以上四讲为本书的总论，它起到指导各论进行辨证的作用。

从第五讲至第十三讲为各论，采用了以方带证的归类方法，把太阳病、阳明病、少阳病、太阴病、少阴病、厥阴病的主要方证进行了归纳，并附有后世的方证和医案，以加强临床使用。

最后一讲是本人使用经方的心得体会，也是对上述各论的简明扼要的总结。希冀在理论上有所启迪，对临床有所借鉴，而为本书写作之目的。限于个人的水平，书中一定存在着许多不足之处，敬希读者不吝批评指正。

刘渡舟

1982 年 5 月于北京

目 录

注：凡带有*者均系张仲景之后诸家医方。

第一讲 《伤寒论》导言

一、《伤寒论》的历史变革

《伤寒论》原名叫《伤寒杂病论》，也有人叫《伤寒卒病论》，考“卒”字乃是“杂”字的误写。

这部书是公元196—204年后汉人张机(字仲景)所写的作品。张仲景，南阳郡涅阳人，约生活于公元150—219年，他的事迹汉书无传。唐《名医录》载：“南阳人，名机，仲景乃其字也。举孝廉，官至长沙太守，始受术于同郡张伯祖。时人言，识用精微过其师。所著论，其言精而奥，其法简而详，非浅闻寡见者所能及。”

东汉末年，连年战争，百姓流离失所，加之疾疫流行，死的人很多。张仲景家族是拥有两百多人口的南阳大族，在疫情的危害下，还不到十年时间就死亡了三分之二，其中死于伤寒的则占十分之七。张仲景在序文中曾哀叹地说“感往昔之沦丧，伤横夭之莫救”，从而激发了他著书活人的志愿。为了著书济世，他勤求古训，博采众方，广泛地吸收了汉以前的医学成就，并结合自己的体会，在前人的基础上又有所创新，经过辛勤的劳动和反复的印证，终于写出了《伤寒杂病论》十六卷。

这部作品问世不久，就遭到了兵火的摧残，致使原书十六卷残缺不全。

西晋(公元265—317年)太医令王叔和搜集了《伤寒杂病论》的一些残存之书，进行整理并撰次成篇，但只整理了十卷，其十六卷的原貌已不复见。所以，晋以后的《隋书·经籍志》和《新唐书·艺文志》只载《伤寒论》为十卷，而不再称十六卷。

到了公元1065年(属于宋治平年间)，政府指令高保衡、林亿等人校正医书，把开宝年间节度使高继冲进上的《伤寒论》十卷，总二十二篇，加以校正，同时梓板而颁行于世。

在这个期间，翰林学士王洙在馆阁日从蠹简中检得的《金匮玉函要略方》三卷，也加以校正而刊行于世。

二、《伤寒论》是一部什么书

《伤寒杂病论》本来是伤寒与杂病有机联系，相提并论的一部书。自宋治平梓板简称《伤寒论》，而林亿等人又有十卷论伤寒、六卷论杂病的说法，遂使人误解为《伤寒论》专论伤寒，而《金匮玉函要略方》则专论杂病，这一看法一直流传至今。

为了正确理解本书，先介绍一下什么是伤寒、什么是杂病，以及伤寒与杂病的内在联系，以便对本书作出正确的评价。

先说伤寒：伤寒有广义和狭义之分。《素问·热论》说："今夫热病者，皆伤寒之类也。"这句话是指广义伤寒而言。及于狭义伤寒，则只限风寒，而不包括风寒以外的其他邪气。

考《伤寒论》的内容，则是主论风寒，兼论杂病。它虽亦提及温病等证，乃是与风寒进行鉴别，作为伤寒的类证而出现，所以，不像风寒那样论述全面，也没有系统的治法。因此，还不能说《伤寒论》就是讲的广义伤寒。

再说杂病：汉时对疾病的分科，尚无今日内外科之称。当时对外感发热的急性热病，皆叫做伤寒；对伤寒以外的疾病，包括许多慢性病，都称之为杂病。

伤寒与杂病本来是两种不同的发病形式，但张仲景把它们共糅一书之中，其相提并论的理由和以下的几个问题有关：

1. 因伤寒单纯发病者少，而与杂病相兼者多，故伤寒与杂病合论则全面。

2. 人分男女，体有强弱，感邪虽一，发病则异，而且内因是变化的根据，故辨证不明杂病，不明脏腑的寒热虚实，则亦不能明伤寒。所以，只论伤寒，不论杂病，则不能曲尽辨证之长。

3. 有的病人先患他病，后感伤寒，内伤外感，病情杂沓，难求一致，无法用伤寒一种发病形式以统摄诸病。

基于上述的问题，柯韵伯对此深有体会地说："伤寒之中最多杂病，内外夹杂，虚实互呈，故将伤寒、杂病合而参之……此扼要法也。"

综上所述，可以看出《伤寒论》是通过伤寒与杂病的具体事实，以反映它的辨证方法。也可以这样说，伤寒与杂病必须共论，方能显示六经辨证以统摄诸病的意义。故柯韵伯又说："盖伤寒之外皆杂病，病名多端，不可以数计，故立六经而分司之。"反映了六经辨证以统摄伤寒、杂病这一事实。

同时应该指出的是:《伤寒论》这部书言简意赅,极尽含蓄吐纳之能事,故在辨证说理中有其潜移默化的感染力,起到了文以载道的效果。

另外,还应看到:作者在六经辨证中只讲某经之为病,不讲某经之伤寒,把百病兼括于六经而不能离其范围,所以他只在六经上求根本,而不在伤寒上求枝叶,因而突出了六经辨证的特点。

《伤寒论》是论病之书,非为伤寒一病而设。方中行说:"论病以辨明伤寒,非谓论伤寒之一病也。"这些提法确实抓住了《伤寒论》的主要精神。

上述理由说明了伤寒与杂病互相共论以阐明辨证论治之理,本来不存在伤寒在前、杂病在后,或十卷论伤寒、六卷论杂病的说法。学习《伤寒论》的目的在于辨证论治,绝不可降格以求而只满足于辨伤寒之一病。

三、六经的概念

六经的实质:《伤寒论》以六经辨证为核心,究竟六经的实质是否存在,在伤寒学中议论纷纷,莫衷一是。有的学者把六经为病归纳成六类证候,用以赅括阴阳表里、寒热虚实等证情。如丹波元坚在《伤寒论述义》中说:"《伤寒论》一部,全是性命之书……所谓病者,何也? 三阳三阴是也。热为阳,寒为阴,而表里虚实,互有不同,则六者之分,于是立焉。"

可以看出,他是把六经建立在阳热阴寒的证候之上,而不是把六经证候建立在脏腑经络之上。为此,他又指出:"至于经络脏腑之言,经中间或及之,然本自别义,非全经之旨。唯以寒热定阴阳,则触处朗然,无不贯通也。"

由此可见,丹波元坚的学术观点,是反对从《素问·热论》的六经理论来探讨六经的实质,这种思潮在国内也大有人在,实有加以澄清之必要。

我认为:《伤寒论》的六经继承了《热论》的六经学说,而有其脏腑经络的物质基础,所以,六经是物,而不是六个符号。如果离开中医的传统经络学说而去解释六经则是皮之不存,毛将焉附。因为从《内经》到《伤寒论》的脏腑经络学说,本来是一脉相承的,如本论的太阳病提纲,先揭出头项强痛一证,它和《热论》说的"其脉连于风府"的精神完全符合。

论中除了汤液治病以外,还有许多按经取穴的针刺之法,如果认同丹波元坚那种没有经络的说法,岂不成为了无源之水和无本之木。所以,我们不能离开脏腑经络而去讲辨证论治。

但是，《伤寒论》又和《热论》不一样，它在六经辨证上比《热论》有了发展，它不但能辨热证和实证，而且也辨阴证、寒证和虚证。可以这样说，《热论》的六经只辨伤寒，而《伤寒论》的六经既辨伤寒又辨杂病，从而建立了辨证论治的理论体系。

六经是脏腑经络，而辨证则是对脏腑经络生理、病理认识的客观分析。由此可见，祖国医学的辨证思想是建立在经络脏腑的物质上，而决不是空洞和抽象的说教。

四、六经辨证方法

《伤寒论》在古典医籍中以辨证论治的方法见称。然而，辨证论治的方法并不是从《伤寒论》开始，观序中"并《平脉辨证》为《伤寒杂病论》合十六卷"的提法，可见古代已有辨证的专著。日人山田正珍的观点为"《平脉辨证》诸书，今皆不传"。其实早在战国时期《黄帝内经》将阴阳学说引进医学领域以后，医学家辨认疾病的眼界就大大开阔了，并以此奠定了中医的辨证思想基础。

为此，张仲景的三阳三阴六经辨证，以及后世的八纲辨证，无不以阴阳为辨证之纲，这完全符合《素问·阴阳应象大论》说的"善诊者，察色按脉，先别阴阳"的精神实质。因为诊病时，能运用阴阳的辨证思想，就能"知丑知善，知病知不病，知高知下，知坐知起，知行知止，用之有纪，诊道乃具"；否则，就"知左不知右，知右不知左，知上不知下，知先不知后，故治不久"。所以，阴阳学说渗透到祖国医学学术领域的各个方面，不仅用以说明人体的生理功能、病理变化，而且也用以指导临床的诊断和治疗。

张仲景继承了阴阳学说，并结合临床实践，使之又有了新的发展。《伤寒论》的六经辨证，就是以阴阳为纲，即用三阳、三阴的阴阳两纲总统六经。所以，六经辨证应首先解决病发于阴，还是病发于阳。阴阳病性既明，则是治病求本之道，也是以纲带目之法。然后在阴阳两纲指导下，进一步探求病位之所在，病情之所属，病势之进退，而判明表、里、寒、热、虚、实的情况（自可迎刃而解）。八纲辨证可以说是辨证中的先决条件，但是，如果只辨到八纲程度为止，那还是不够的，因为它还没有具体地把人体的脏腑经络病理变化结合起来，就好像找人只找到了街道，还没有找到住户一样，仍然不能确切而深刻地阐明各种复杂的病理变化，并进一步指导临床治疗。而六经辨证就恰好解决了这个问题，它把八纲的内容落实到脏腑经络之上，使八纲辨证与脏腑辨证有机地结合起来，从而也就弥补了八纲辨证之不足。

由于六经辨证贯穿着八纲而联系于脏腑经络，尤其是以脏腑经络生理、病理变化作为物质基础，使辨证言之有物，而不是空中楼阁。前人在研究《伤寒论》六经时曾指出："经者，径也"，据经则知邪气的来去之路；"经者，界也"，据经则知病有范围，彼此不相混淆。有了范围，有了界限，就能使我们在辨证时一目了然。如见头项强痛，可知是太阳经受邪；见缘缘面赤、额痛、鼻干，可知是阳明经受邪；见耳聋、胸胁苦满，可知是少阳经受邪；见腹满时痛，可知是太阴经受邪；见咽痛，可知是少阴经受邪；见巅顶痛、干呕、吐涎沫，可知是厥阴经受邪。如果离开经络学说，对上述各个证候的发生与机理，就无法进行解释。又由于经络系统的联络交会，使人体的五脏六腑、表里上下、四肢九窍、皮肉筋脉等各个组织器官联结成为一个有机的统一整体，因此，六经辨证也特别注意脏腑经络病变的表里相互影响。如发热、恶寒而脉浮者，是属太阳经表受邪；若脉不浮而反见沉象，则知太阳表邪而又内累少阴。太阳与少阴为表里，当少阴阳气不足而外感风寒时，可以两经同时受邪，形成太阳与少阴的"两感"证。脾与胃互为表里，在发生病变时亦相互影响，故有"实则阳明，虚则太阴"的说法。这种病机的相互影响，表现在具有表里关系的经络脏腑之间，所以，辨证绝不能离开经络。宋人朱肱认为："治伤寒先须识经络，不识经络，触途冥行，不知邪气之所在。"他说明了认识经络的重要意义。

五、六经为病传变

六经为病不外正邪斗争的进退变化，然正气有强弱之分，邪气有微甚之别，因而就有传经与不传经的问题。

一般地讲，凡邪气由表入里，由阳入阴，属于邪盛而病进；若正气抗邪有力，能拒邪外出，由里出表，或由阴转阳，属于邪衰而病退。但是，是否传经，在于正气的盛衰和治疗、护理是否得当，其中尤以正气的抗邪能力为先决条件。

辨病邪传变，对治疗和预防都有现实意义。其辨认方法，正如论中所说："伤寒一日，太阳受之，脉若静者，为不传；颇欲吐，若躁烦，脉数急者，为传也。"接着仲景又说："伤寒二三日，阳明、少阳证不见者，为不传也。"

他说明了分析传经与不传经，要从其脉证变化入手，而不是按六经顺序自然发展入手，更不是日传一经，以日而计传经。

邪气传经的形式，归纳起来有三种情况：

1. **一般传经**　如太阳之邪或传阳明，或传少阳。

2. **表里传经**　如太阳之邪，内传少阴；或少阳之邪，内传厥阴等。

3. **越经传**　如太阳之邪，不传阳明、少阳而传于太阴等。一般传经以外，若其人脏气不足而又有“直中”之说。病邪不经太阳、阳明、少阳而开始发病即见少阴证候，就叫做“直中”。这主要是由于阳气虚衰，抗邪无力，邪气长驱直入而直接中脏所致，所以，它比以上的传经之病更为严重。

除了传经以外，还有“合病”与“并病”。对于合病与并病的情况，丹波元坚说：“合病并病者，表里俱病是也。方其感邪，表里同时受病者，谓之合病。表先受病，次传于里，而表邪犹在者，谓之并病。合病则剧，并病则易，此合、并之略也。”以上丹波元坚的话，突出说明了“合病”与“并病”的各自特点。

由上述可见，凡两经、三经同时发病，不分先后次第的叫“合病”。合病多为原发。

合病共有四种，分别为：太阳阳明合病、太阳少阳合病、少阳阳明合病、三阳合病。

若一经之病未愈，继而另经之病又起，而有先后次第之分的叫“并病”。并病多为续发。

并病有两种，分为：太阳阳明并病、太阳少阳并病。

三阴经病虽无合病、并病之称，然确有其实际的内容，这里就不多谈了。

六、“六经”析疑

目前，在研究《伤寒论》的六经实质问题上，出现了百家争鸣的局面。这是围绕对六经的不同认识而展开的，概括起来可归纳为两种：一种见解认为，《伤寒论》的六经，继承了《素问·热论》的六经分证方法，以经络学说为根据，从而反对六经不是经络的观点；另一种见解则恰恰相反，他们认为《伤寒论》的六经虽有“阶段”“地面”“症候群”“六病”“八纲”等等说法，千姿百态而蔚成大观，但都与《热论》之经络六经风马牛不相及，从而否定了经络六经之说。

基于以上两种观点展开的讨论，必将促进学术上的繁荣和发展，并能澄清长期以来六经中一些纠缠不清的问题，故为广大医家所瞩目。为了交换意见，本着抛砖引玉的态度，试对六经问题进行辨析，借以就正于各位同道。

我认为对中医古典医籍的研究，一定要采取历史唯物主义和辩证唯物主义的观点。有了这一前提，才能克服主观片面与割裂历史的流弊。从这个原则出发，我体会:《热论》之六经和《伤寒论》之六经，虽有一前一后之分，但从年代来看，距离并非甚远，而后者受前者影响之深也自不在言外。如果像有些同志所认为的那样，《伤寒论》的六经已是"天马行空"般完全脱离了《热论》之窠臼而以全新的姿态出现，则无论从历史年代还是从学术渊源来分析，都是值得商榷的。因为《热论》的六经分证方法，在当时仍居于权威地位，而经络学说尤为当时医家所推崇，那么，张仲景为何摒弃经络而不用，这是令人费解的。日人丹波元胤曾就此事发表了他的意见，很值得参考。他说:"阴阳五行，汉儒好谈之，五脏六腑、经络流注，《史记·扁仓传》间及于此，《汉志》亦多载其书目，仲景生于汉末，何独屏去？"这种尊重客观事实，从历史唯物主义出发的观点，不能不令人为之首肯。当然我们看问题，也不能只讲六经的继承而不讲六经的发展。但是，继承和发展乃是辩证的关系。也就是说，在继承的前提下，然后方可谈发展。事实上，张仲景也承认他撰用了《素问》《九卷》《八十一难》《阴阳大论》等书（以为借鉴），从而写成了《伤寒杂病论》（合十六卷）。为此，明朝鄞县人吕复说:"《伤寒论》十卷，乃后汉张机仲景用《素问·热论》之说，广伊尹《汤液》而为之。"他认为《伤寒论》的六经是本于《热论》，而其中的汤液治病则源于伊尹的《汤液经》。吕复的话无疑是正确的，但应该为之补充，使之全面。即仲景虽然继承了《热论》的六经，但是比《热论》有新的发展。具体而言，他不但用六经辨热证和实证，而且同时扩展到辨阴证、虚证和寒证。所以，张仲景发展了《热论》的六经，在《热论》的基础上又有所突破，而为中医学的辨证论治开辟了广阔的途径。

由此可见，如果不承认《伤寒论》的六经有继承性，则难免犯割裂历史的错误；反过来说，只看到继承，而看不到发展的一面，也难免有"厚古薄今"与固步自封之诮。所以，我们研究《伤寒论》，应当既看到它的继承，又看到它的发展，方不至于片面。

然而，有的同志对继承与发展的关系，在认识上存在片面性，对经络学说基本理论的研究也欠严谨,因而在学术上表现了轻率的态度,想把经络学说从六经辨证中一脚踢出门外,而创立出"六经与经络无关"之说。殊不知,如果《伤寒论》没有经络的存在,没有脏腑的核心,而欲完成辨证论治的任务,可以说是"未之有也"。这是因为,经络、脏腑、气化的系统体系,是病因与病理变化的客观基础,是辨证治疗的内在依据。如果废弃了这一系统,而代之以其他名目,那么,对致病之因、受病之所,以及证候的复杂表现,就会感到头绪万千,毫无层次可言。由于失去了理论上的指导,辨证论治就成了无源之水与无本之木,也就必然背离了中医之道。

《灵枢·经别》说:"夫十二经脉者,人之所以生,病之所以成,人之所以治,病之所以起,学之所始,工之所止也。"它说明了凡病的所成与所起,都与经络有联系。经言皇皇,昭如日月,那么,六经辨证岂能与经脉无关?由此推论,无论任何疾病都不应离开经络而存在。所以,如果否定经络的存在,不独《伤寒论》一书为然,而且整个经络学说也同样将被人所废弃。如果经络学说从中医理论上砍掉的话,则中医还有什么特色可言?

《伤寒论》这部书贯彻了中医的"整体观"和"辨证观",所以才能成为不朽之作。然而,整体观和辨证观都是在六经经络学说指导下实现的。兹分述如下,以见其义。

1. **整体观** 由于人体经络内连脏腑,外络肢体与孔窍,网维周身,而使表里内外、上下左右,互相沟通,息息相关,成为一个有机整体,故扯一毛而动全身。如足太阳膀胱虽居下焦而有主一身之表的功用,足少阳胆虽居右胁内而有主半表半里的功用,等等。同时,经络脏腑在统一的整体下,又有它们各自的部位与界限,因此在病理上也有各不相同的反映。根据每个经的特殊性,在病理变化上去辨阴阳、划表里、分脏腑、定寒热,以知某经、某腑、某脏之为病,以及由表入里,或由里出表,与由阳转阴,或由阴出阳等等的变化。因为有了整体观的认识,所以辨证时会有机联系,不局限一处;因为有经络规律可循,则对病变的或表或里,才可能有统一的认识。这样辨证识病就井然有序。

2. **辨证观** 在整体观的前提下,我们掌握了经络脏腑的阴阳表里关系(如太阳与少阴为表里,阳明与太阴为表里,少阳与厥阴为表里等),由于阳经与阴经互相联系而相通,因而无论病发于阴,或病发于阳,便不是一成不变的,而是都有一个阴阳互根,一分为二的问题。所以,古人说:"实则太阳,虚则少阴。"可见,太阳病中内伏少阴之机,凡是具备了"虚"的条件时，太阳就可变为少阴，而少阴“实”时又可外出太阳。大家知道，六经阴阳也包括了八纲辨证的内容，但由于六经阴阳具有可变性，所以阴阳、表里、虚实、寒热有可能向各自对立的不同方向转化。应当看到，这样的变化决定于经络脏腑客观条件的改变。所以，我们强调经络学说这一中医特色，是从尊重经络学说带有唯物论与辩证法的内核出发的。因此，割断经络这个沟通阴阳脏腑的纽带，对中医的辨证则带来了极大的困难。

凡是研究《伤寒论》的学者，都知道太阳主表，为一身之外藩，总六经而统营卫，肥腠理而司开阖，卫外而为固。那么，太阳之气又是如何主表的呢？《素问·热论》说：“巨阳者，诸阳之属也。其脉连于风府，故为诸阳主气也。”从这段经文可以看出，太阳经脉上连于风府，而为诸阳之属（张隐庵注：属，会也），故为诸阳的主气，从而获“巨阳”之称，乃有主持一身之表的功用。假如说太阳之脉不上连风府，而不与督脉会合，则就不能为诸阳主气，所以也就不能主表。从《热论》来看，文义是大致如此的。柯韵伯在《伤寒来苏集·六经正义》中有“不为经络所拘”一语。他认为经络循行部位比较局限，于是乃有以“六经地面”而代替经络之论。实际上，柯氏正是忽视了“其脉连于风府”所起的整体作用，才致有此失的。

《伤寒例》说：“尺寸俱浮者，太阳受病也……以其脉上连风府，故头项痛，腰脊强。”它说的“太阳受病”是指经脉而言，其义与《素问·热论》“其脉连于风府”遥相呼应，是前后一致的。仲景在《太阳病篇》的第一条又说：“太阳之为病，脉浮，头项强痛而恶寒。”这个“头项强痛”也是反映太阳经脉上连风府的一种病变，而与《热论》《伤寒例》如出一辙，故可见六经为病内有经络之实，则不辨而自明。所以，我们说太阳病有经证与腑证之分，是以经言为宗旨的，并非出自臆断。然而有的同志不从以上的方法去研究问题，而是望文生义，认为仲景在“太阳”之下，没有写出“经”字，就认定张仲景不讲“经”而讲“病”，因此提出一种“六经无经络”的论点。他们不知道，太阳是受邪之体，风寒乃所受之因，故在第四条的“伤寒一日，太阳受之”一句话里，乃是讲的能病的是伤寒，所病的则是太阳经。如果认为太阳无经络，则太阳就名存实亡，那么，又以何物接受其邪呢？由此可知，太阳经是客观存在的，是在受病之先，而太阳病是在太阳经受邪之后，故称“六经之为病”而不称“六病之为病”，其理由就在于此。正因为先病于经，而成太阳表证，如果表证不解，则邪可随经入腑，而构成太阳腑证。太阳的经证，一般则使荣卫不和，而有荣弱卫强的中风与荣郁卫闭的伤寒；太阳的腑证，则可使膀胱的气血不利，故有气化不行的蓄水证和热与血结的蓄血证。这种以太阳经、腑为系统的表里内外与荣卫气血的病理变化，看来是变化多端，难于辨认，但掌握了太阳经的发病规律，就能执简驭繁，做到心中有数，井然不紊，从而也就发挥了六经辨证的临床作用。至于六病辨证，虽然亦能从客观的病证出发，而分其阴阳、表里、寒热、虚实，但总不免知其然而不知其所以然，缺乏对疾病的系统认识，又不讲生理、病理的原委，想仲景之学谅非如此简陋。

太阳经脉不但下连膀胱，而且下连于少阴之肾，形成了膀胱与肾相表里的特殊关系。以是之故，在太阳病中，或因年迈，或因下虚，或因误治，导致少阴阳气先拔，不能支援太阳之气抗邪于表，反使太阳在经之邪从太阳之表而飞渡少阴之里，故表现脉来微细，神疲欲寐，而发热、脉反沉的证象，称之为“太少两感”证。亦有少阴病发生八九日之久，如少阴阳气得复，寒邪化热，正气拒邪，外出所合之膀胱，则可出现一身手足尽热之证。因其热在膀胱，必迫血妄行，则有便血之证发生，然阴证转阳，则如理而为顺也。

上述以经脉为联系的太阳与少阴发病关系，表现为由阳入阴，或由阴出阳的阴阳转化之机，以体现阴中有阳、阳中有阴的对立统一的辩证关系。可见经络学说是构成中医辨证理论的基础，对临床既非常实用，而其义理又较为深奥。所以，弃之则甚易，而学之则又甚难。张仲景笃信经络之学，在自序中才说：“经络府俞，阴阳会通，玄冥幽微，变化难极，自非才高识妙，岂能探其理致哉？”而宋人朱肱也深深体会到经络在《伤寒论》中的重要性，而又有容易被人所忽略之弊，所以才说：“张长沙《伤寒论》……其言雅奥，非精于经络不可晓会。”

朱肱重视《伤寒论》的经络学说，但他并不是以经络而论六经的创始人。案“六经”之名，始见于皇甫谧的《针灸甲乙经》。然而一些排斥六经的经络者，往往认为朱肱是“从经络为六经”的始作俑者，以讹传讹，故愿为之更正。

或有人问：《伤寒论》经王叔和之撰次，已失其真，《伤寒例》乃王氏托名仲景旧论，而塞进了他自己的经络之说。如柯韵伯所论：“叔和不知仲景之六经是经界之经，而非经络之经。”方有执和喻嘉言亦驳其舛谬，并削去《伤寒例》而将原文亲为考定，已为伤寒家所称颂。而今反以《伤寒例》经络之说，亦为不可移易之理，岂不谬哉？余曰：君只知其一，而反被方、喻之说所左右。王叔和以功遭忌，蒙此不白之冤而直至今日，实亦不平之甚矣。平心静气而论，“张经王传”，赖以行世，况叔和距仲景年代甚近，故考核遗文，采摭群言，甚得仲景之旨。林亿曾说：“自仲景于今八百余年，惟王叔和能学之。”成无己亦说：“仲景之书，逮今千年，而显用于世者，王叔和之力也。”他们的话是对的。因为仲景之书散失于三国兵燹之中，若无叔和为之整理、撰次，则劫后余灰，安得流传于今日？至于《伤寒例》本为仲景之旧论，而实出于《内经》之旨，验之临床，又多能中病，故其实用价值甚高。今方有执创之于先，而喻嘉言又步之于后，他们虽为伤寒大家而未可妄议，惟其臆断孰为仲景文，孰为叔和文，活龙活现，俨然以仲景化身自居，肆意颠倒叔和撰次之文，故汪琥为之不平，而有：“三家（方、喻、程）之书，皆倒乱仲景六经篇原文，彼虽各有其理，要之六经原次，或当日叔和未尽改易，其间仲景妙义，焉知不反由此新编而尽失邪？”（《伤寒论辩证广注·凡例》）他的话简当有力，确实击中了问题的要害。由此可见，方、喻等人名曰维护仲景之旧，实则反乱原书之真，明为贬王，暗则褒己，由明、清迄今使叔和冤枉如此之久，吾辈忝列医林，岂能坐视而闭口不言，使其说流散无穷耶？况且，王叔和与皇甫谧皆为同时之人，而又知之甚详。《甲乙经》序说：“伊尹以亚圣之才，撰用《神农本草》以为《汤液》……仲景论广伊尹《汤液》为十数卷，用之多验；近代太医令王叔和撰次仲景遗论甚精，皆可施用……”由此可见，若王叔和果如方、喻等人之所谤，则皇甫氏岂能用“撰次甚精”四字而称许之？以此而言，在中医学术界里还有一些混淆视听的问题，而且往往以讹传讹，流布甚广。对此，本着争鸣的愿望，谨抒管见。

七、论八纲辨证与六经辨证的关系

八纲辨证最早见于宋人许知可的《伤寒百证歌》。其中记述了阴阳表里寒热虚实的证候情况，并且，在阴阳表里寒热虚实八者之中，他认为尤应以阴阳为纲。他认为阴阳不辨，便无法进一步分析表里寒热虚实。在许知可的学术影响下，明清两代，一些杰出的医家如张景岳、程钟龄、江笔花等人，也像许氏一样，从《伤寒论》中抽出阴阳两纲，以统领表里、寒热、虚实的辨证。我们从江笔花写的《表里虚实寒热辨》一文中可以看出，当时的提法只是阴阳称纲，而表里虚实寒热犹未提到纲的高度。

江氏说：“凡人之病，不外乎阴阳。而阴阳之分，总不离乎表里、虚实、寒热六字尽之。夫里为阴，表为阳，虚为阴，实为阳，寒为阴，热为阳。良医之救人，不过能辨此阴阳而已；庸医之杀人，不过错认此阴阳而已。”他的说法和张景岳的“两纲”“六变”的主张基本相似。可以说，八纲辨证的发展，是在阴阳两纲的前提下逐渐被人们所公认的，这也是历史的事实。然而必须指出的是，八纲辨证的思想源于《伤寒论》的阴阳六经辨证。而在《伤寒论》中，六经与八纲又是紧密相连，密切结合，缺一不可的。这是因为，六经是脏腑经络的概括，它是客观存在的。而辨证必须建立在客观之上，所以诸病不能越出六经的范围。同时，六经的证候表现也不能离开八纲分证的规律。因此，二者必须互相结合才能完善地用于临床辨证。现将八纲辨证与六经辨证相结合的具体方法介绍如下：

（一）阴阳

《内经》云：“治病必求于本”，“生之本，本于阴阳”。故阴阳两纲，既为六经之纲，又是八纲之纲，用以统摄诸证及其发展变化。阴阳既是对立的，又是统一的，在每个事物中都有两方面的问题，而且是可分与可变的。现以三阳病为例说明。

1. 太阳病　太阳与少阴互为表里，可分阴阳。若脉浮发热而恶寒的，则为病发于太阳，叫做阳证；若脉沉，无热而恶寒的，为病发于少阴，则叫阴证。

2. 阳明病　阳明与太阴互为表里，故有阴阳之分。若身热汗出，不恶寒，反恶热的，则为病发于阳明，叫做阳证；若阳明中寒，内转太阴，而不能食，小便不利，手足出冷汗，大便初硬后溏，为病发于太阴，则叫做阴证。

3. 少阳病　少阳与厥阴互为表里，故有阴阳之变。若其人往来寒热，胸胁苦满，心烦喜呕，为病发于少阳，则叫做阳证；若见耳聋、囊缩而厥，水浆不下，舌苔黑滑，为病发于厥阴，则叫做阴证。

由上述可见，阳经之病多发于六腑，因腑为阳，气血充盈，抗邪有力，故以各种热象为特点；阴经之病多发于五脏，因脏为阴，气血虚寒，抗邪无力，故以各种寒象为特点。若对阴证、阳证推而言之：凡身轻，气喘，口鼻气热，目睛了了，不能睡眠，或热极朦胧，视物不清，或目赤多眵，或身热面赤唇红，或烦渴而小便红黄，皆为阳证的反映；若身重，口鼻气冷，目不了了，但欲卧寐，面色不红，四肢厥冷，爪甲色青，吐利而小便色白，则皆为阴证的反映。

古人说：“阳极似阴，阴极似阳。”所以，辨阴证阳证时需区别其真伪，不能被其表象所惑。《伤寒论》第11条说："病人身大热，反欲得近衣者，热在皮肤，寒在骨髓也；身大寒，反不欲近衣者，寒在皮肤，热在骨髓也。"由仲景经文可知，"证之象有真伪，而欲与不欲之病情"则为可信，故依之而辨真寒假热与真热假寒之证。临床之时，若师其义而长之，则庶几近之。

（二）表里

阴阳六经为病，皆有一个发病部位的问题。因此，只有辨清表里病位，汗、下之法方能用之不殆。为此，现将六经表里辨证分述如下：

1. 太阳病表里证

（1）太阳病经表证：六经为病，只有太阳病能当表证的提纲，这是与太阳的生理特点分不开的。由于太阳经上连于风府，为诸阳主气，故它总六经而统营卫，为一身之外藩，所以，太阳主表。另外，六经各有经、腑之分，凡经受邪则称之为表证，腑受邪则称之为里证。

《伤寒例》说："尺寸俱浮者，太阳受病也，当一二日发。以其脉上连风府，故头项痛，腰脊强。"《伤寒论》也有"太阳之为病，脉浮，头项强痛而恶寒"等证候，皆说明了邪伤太阳经表，太阳经气不利而发病的特点。

（2）太阳病里证：太阳之腑为膀胱，而居于下焦之里。若太阳在经之邪不解，邪气随经入腑，由表及里，则有蓄水和蓄血的病变。我们将它叫做太阳病的里（腑）证。

太阳蓄水证：以脉浮、微热、消渴引饮、小便不利为主症，甚或见饮水则吐的则叫做"水逆"证。

太阳蓄血证：太阳病，脉微而沉，反映了表邪入里，而有少腹硬满，精神发狂，或少腹急结，精神如狂，然小便自利，故知为热与血结，而与水无关。

2. 阳明病表里证

（1）阳明病经表证：《伤寒例》说："尺寸俱长者，阳明受病也，当二三日发。以其脉夹鼻、络于目，故身热、目疼、鼻干、不得卧。"成无己注："阳明脉起于鼻交頞中，络于目。阳明之脉，正上䪼頞，还出系目系……目疼鼻干者，经中客邪也。"此证还有发热，恶寒，无汗，缘缘面赤，额头作疼，脉浮而长等证候。

（2）阳明病里证：若胃肠受邪，则叫阳明病里证。《伤寒论》第218条的"伤寒四五日，脉沉而喘满。沉为在里，而反发其汗，津液越出，大便为难……"即指阳明胃肠里证为病而言。里证不能发汗，发汗则伤津液，故而大便为难。

3. 少阳病表里证

(1) 少阳病经表证：少阳为半表半里，位居两胁，然从经腑而论，亦具有表里之义。

《伤寒例》说："尺寸俱弦者，少阳受病也，当三四日发。以其脉循胁络于耳，故胸胁痛而耳聋。"成无己注："胸胁痛而耳聋者，经壅而不利也。"而《伤寒论》第264条亦记载了"少阳中风，两耳无所闻，目赤，胸中满而烦……"等少阳经证。

(2) 少阳病里证：指的是少阳腑证。《伤寒论》第263条说："少阳之为病，口苦，咽干，目眩也。"为邪热入于胆腑，迫使胆汁上溢则口苦，故称为少阳病的里证。

4. 太阴病表里证

(1) 太阴病经表证：《伤寒例》说："尺寸俱沉细者，太阴受病也，当四五日发。以其脉布胃中，络于嗌，故腹满而嗌干。"《伤寒论》第274条的"太阴中风，四肢烦疼……"第276条的"太阴病，脉浮者，可发汗……"都反映了太阴脾家经表为病的事实。

(2) 太阴病里证：《伤寒论》第279条说的"本太阳病，医反下之，因尔腹满时痛者，属太阴也"以及第277条说的"自利不渴者，属太阴，以其脏有寒故也"，都是指的太阴脾脏之里证而言。

5. 少阴病表里证

(1) 少阴病经表证：《伤寒例》说："尺寸俱沉者，少阴受病也，当五六日发。以其脉贯肾络于肺，系舌本，故口燥舌干而渴。"这是论述少阴经的热证。《伤寒论》第301条"少阴病始得之，反发热，脉沉者，麻黄细辛附子汤主之"，则是论述了少阴阳虚，经表受寒之证。

(2)少阴病里证：是指少阴心肾两脏之病。如《伤寒论》第323条的"少阴病，脉沉者，急温之，宜四逆汤"。又285条说："少阴病，脉细沉数，病为在里……"这两条说明了少阴病既有阳虚的里寒证，又有阴虚的里热证。

6. 厥阴病表里证

(1) 厥阴病经表证：《伤寒例》说："尺寸俱微缓者，厥阴受病也，当六七日发。以其脉循阴器，络于肝，故烦满而囊缩。"而《伤寒论》第351条又说："手足厥寒，脉细欲绝者，当归四逆汤主之。"以上两条反映了厥阴病经热和经寒为病的特点。

(2) 厥阴病里证：《伤寒论》第352条说："若其人内有久寒者，宜当归四逆加吴茱萸生姜汤主之。”“内有久寒”,是指厥阴脏寒里证而言。

以上我们用表里两纲,以反映六经的经络、脏腑之为病,这才能体现出中医辨证学的系统和完整。如果只讲脏腑的里证,而不讲经络的表证,则失六经辨证的宗旨。所以,八纲辨证必须与六经辨证结合起来,才不致失于片面。

(三)寒热

寒热两纲,为反映六经寒热病情而设,以疾病有寒热两种情况为客观存在,故作为临床治疗中辨证分型的依据。因此,它便把表里、阴阳为病的具体病情概括无遗。

1. 太阳病寒热证

(1)太阳病寒证:太阳主表,然表病有寒热之分,不可不察。如《伤寒论》说:“太阳病,或已发热,或未发热,必恶寒、体痛、呕逆、脉阴阳俱紧者,名为伤寒。”这条以恶寒、体痛、脉紧反映出表寒为病的特点,故可称为太阳病的表寒证。

(2)太阳病热证:有寒必有热,此乃相对而生之故。然太阳病表热证,不外以下两种形式:一是感受温热邪气,如《伤寒论》的“太阳病,发热而渴,不恶寒者,为温病”。因温热之邪尚在太阳,未全入里,故叫太阳病表热证。一是由于风寒束表,日久不解,则寒郁化热,而脉由紧变缓,身由疼变重,身无汗而精神烦躁的,也可称为太阳病表热证。此外,尚有“太阳病,发热恶寒,热多寒少……”也属于太阳病表热证的一种。

2. 阳明病寒热证

(1)阳明病里寒证:《伤寒论》说:“若胃中虚冷,不能食者,饮水则哕。”此条论阳明里寒作哕。又说:“食谷欲呕,属阳明也,吴茱萸汤主之。”此条论阳明里寒作呕,并提出了治法。

(2)阳明病里热证:阳明病的里热证,有在上、在中、在下的不同。热在上,郁于膈脘,则心中懊侬,舌上生苔;热在中,则渴欲饮水,口干而燥;热在下,则脉浮发热,渴欲饮水,而小便不利。

3. 少阳病寒热证

(1)少阳病寒证:其证见胸胁满闷,小便不利,渴而不呕,但头汗出,腹中胀,大便溏,脉弦迟等。

(2)少阳病热证:其证以口苦,心烦,咽干,目眩为主。

4. 太阴病寒热证

(1) 太阴病寒证:《伤寒论》说:“自利不渴者,属太阴,以其脏有寒故也……”“脏有寒”,指脾有寒,故症见腹泻而不渴。

(2)太阴病热证:《伤寒论》说:“伤寒脉浮而缓,手足自温者,系在太阴。太阴当发身黄,若小便自利者,不能发黄。”

太阴为湿土,故发病有湿热与湿寒的不同,必须辨别清楚而不能相混。

5. 少阴病寒热证

(1) 少阴病寒证:少阴病寒证包括甚广。《伤寒论》说:“少阴病,欲吐不吐,心烦,但欲寐,五六日自利而渴者,属少阴也……小便白者,以下焦虚有寒,不能制水,故令色白也。”“以下焦虚有寒”一语,道破了少阴病的寒证实质。

(2) 少阴病热证:《伤寒论》说:“少阴病,得之二三日以上,心中烦,不得卧……”说明了少阴病热证烦躁的情况。

6. 厥阴病寒热证

(1) 厥阴病寒证:《伤寒论》说:“若其人内有久寒者,宜当归四逆加吴茱萸生姜汤主之。”说明了其人肝有久寒,表现为下焦积冷,少腹冷痛,或上逆作呕等。

(2) 厥阴病热证:厥阴病的热证,或感受热邪为病;或阳气被郁,久而化热;或厥阴阳复太过,热气有余等所致。《伤寒论》说:“伤寒一二日至四五日厥者,必发热;前热者后必厥,厥深者热亦深,厥微者热亦微。厥应下之,而反发汗者,必口伤烂赤。”说明了厥阴内热而有致厥之机。

(四)虚实

虚实两纲,常用以反映六经为病正邪斗争的虚实情况。大概来讲,凡三阳经病多以实证为主,三阴病中多以虚证为主。

1. 太阳病虚实

(1)太阳病表虚证:太阳病为表证,若表证同时又汗出的,则叫表虚证。如《伤寒论》说:“太阳中风,阳浮而阴弱。阳浮者,热自发;阴弱者,汗自出。啬啬恶寒,淅淅恶风,翕翕发热,鼻鸣干呕者,桂枝汤主之。”道出了太阳病中风表虚的脉证。

(2) 太阳病表实证:太阳病表证,若无汗而喘的,则叫表实证。如《伤寒论》的“太阳病,头痛,发热,身疼,腰痛,骨节疼痛,恶风,无汗而喘者,麻黄汤主之”，说的是太阳伤寒表邪的实证。

2. 阳明病虚实

(1)阳明病里虚证：阳明主里，而有虚实之分。阳明病的里虚证，如《伤寒论》的“阳明病，法多汗，反无汗，其身如虫行皮中状者，此以久虚故也”。成无己注：“胃为津液之本，气虚津液少，病则反无汗。胃候身之肌肉，其身如虫行皮中者，知胃气久虚也。”

按：太阳主表，故以有汗为虚，无汗为实。阳明主里，则以有汗为实，无汗为虚，以见表里虚实之异。

(2)阳明病里实证：阳明病的里实证，以“不更衣”“大便难”为主要临床表现。《伤寒论》的“阳明之为病，胃家实是也”，就是论述阳明为病的特点。里实的具体证候有：不大便，腹满疼痛，或绕脐疼痛，或腹满不减，减不足言，或反不能食，脉沉紧，或沉迟有力，舌苔黄燥等。

3. 少阳病虚实

(1)少阳病虚证：少阳病的虚证，如《伤寒论》的“伤寒，阳脉涩，阴脉弦，法当腹中急痛，先与小建中汤；不差者，小柴胡汤主之”。少阳病，脉本弦，今浮取而涩，沉取而弦，与太阳病的“尺中迟”意义相同，反映了少阳病夹虚而气血不足之象。先与小建中汤以扶正气之虚，后用小柴胡汤以和解少阳之邪。

(2)少阳病实证：是指少阳病胸胁苦满，心下急，郁郁微烦，呕不止，大便秘结，口苦心烦，脉弦滑有力等。

4. 太阴病虚实

(1)太阴病虚证：太阴病的虚证往往和寒证相连，如《伤寒论》的“太阴之为病，腹满而吐，食不下，自利益甚，时腹自痛。若下之，必胸下结鞕”。这一条充分反映了脾气虚寒的吐利之证。然临床所见，厥阴病寒证的吐利是以吐为主而下利为次，而太阴病寒证的吐利则以下利为主而呕吐为次，也不可不知。

(2)太阴病实证：《伤寒论》说：“本太阳病，医反下之，因尔腹满时痛者，属太阴也……大实痛者，桂枝加大黄汤主之。”说明了脾实可下之证。然其脉必沉而有力，如脉弱者，则不可用。

5. 少阴病虚实

(1)少阴病虚证：少阴病的虚证应当分析阴虚和阳虚。如《伤寒论》的“少阴病，脉微，不可发汗，亡阳故也”，这一条是讲，因脉微阳虚，故禁用汗法。又说:“少阴病,脉细沉数,病为在里,不可发汗。”这条以脉细数主阴虚,故禁用汗法。从中反映出,少阴病的虚证有阴阳之分。

(2)少阴病实证:俗云肾无实证,肝无虚证。此乃粗略之言,固不足取。然少阴病的实证从何得之?多以“中脏溜腑”的方式形成。如《伤寒论》的“少阴病,自利清水,色纯青,心下必痛,口干燥者,可下之,宜大承气汤”。此条说明,燥热内实迫阴下夺,穷必及肾,成为少阴病急下的实证。

6. 厥阴病虚实

(1)厥阴病虚证:厥阴病的虚证有阳气虚和血虚的不同。阳虚的,如《伤寒论》的“大汗出,热不去,内拘急,四肢疼,又下利厥逆而恶寒者,四逆汤主之”,说的是厥阴阳虚寒证。血虚的,如《伤寒论》的“手足厥寒,脉细欲绝者,当归四逆汤主之”,说的是厥阴血虚受寒之证治。

(2)厥阴病实证:厥阴病的实证,一般都是郁遏气机而有痰壅、水停,以致肝气疏泄不利,气机不畅,而发生厥逆之变。如《伤寒论》说:“病人手足厥冷,脉乍紧者,邪结在胸中,心下满而烦,饥不能食者,病在胸中,当须吐之,宜瓜蒂散。”此条论述了痰邪凝结胸中,厥阴气机不利的手足厥冷之证。又说:“伤寒厥而心下悸,宜先治水,当服茯苓甘草汤,却治其厥。不尔,水渍入胃,必作利也。”此条是论水停于胃,肝不疏泄,气机不畅,手足厥冷之证,因内有水邪,故称为实证。

(五)小结

通过以上八纲辨证与六经辨证的结合来看,于每一经中,皆有阴阳表里寒热虚实八个方面的变化,用以反映六经为病的证候规律,所以说它有辨证的纲领意义。然而八纲辨证又是在六经为病基础之上的客观反映,因此,八纲与六经是一个统一的有机体,是不可分割的。如果人为地把它们分割开来,则就必然破坏八纲辨证的物质精神和六经辨证的客观存在。

同时,中医的辨证学说体现了经络脏腑生理病理的变化规律,所以唯有用八纲辨证方法才能统摄经、腑表里的病位,阴阳脏腑的病性,以及阴阳寒热、正邪虚实(无不一以贯之),才能做到有纲有目与了如指掌之快。

八、《伤寒论》的治疗法则

《伤寒论》这部书是有理法方药程序的。理,是指六经辨证之理,前边已作介绍。法,是指治疗的方法和指导治疗的原则。辨证的最终目的在于治疗,而用什么方法去治疗,用什么观点去指导治疗,确是临床上的一个重要课题。

《伤寒论》在治法上确立了两个前提：一个叫“阴阳自和”，一个叫“保胃气，存津液”。

阴阳自和的意义在于治病求本，本于阴阳；阴阳不和则病，使其阴阳自和则愈。因此，在治疗时要从阴阳的大前提入手，方得体。

“保胃气，存津液”的精神，是说治病时要把人、病、药三方面的关系摆正，其中“人”是主要的。这是因为治病服药，无非为的是人，因此，治病时就不要伤了人，因而提出了“保胃气，存津液”的法则。若没有这个法则，很可能在治疗中先伤了正气，正气先伤则抗邪无力，导致邪气的滋长和发展，则使治疗处于被动。

《伤寒论》的治病方法归纳起来有麻、桂的汗法，瓜蒂的吐法，硝、黄的下法，姜、附的温法，芩、连的清法，参、草的补法，柴、芩的和法，䗪、蛭为丸的消法，等等。

中医的治疗八法，从《伤寒论》而体现，后世医家奉为圭臬。临床治疗，离不开“八法”的范围，所以，必须在“法”的正确指导下进行处方用药。

九、《伤寒论》的方剂

方剂的记载，在现存的古医籍中最早见于《黄帝内经》；它仅载 13 方，远不能满足临床治疗的需要。到了汉代，由于药物的不断丰富与发展，特别是复方的广泛应用，使方剂学在配伍理论、临床实践方面均有了较大的进展。近几年出土的汉代医药木简为我们提供了这方面可靠的文物根据。从 1972 年 12 月在甘肃武威出土的一批东汉早期的医药简牍来看，内有医方 30 多个，而且几乎全是复方，用药约 100 种，可见当时的方药已有相当水平。由此可见，《伤寒论》中所载的方药并不是张仲景所独创，但是张仲景在继承并发扬汉代以前的医药学遗产，将理、法、方、药一脉贯通，开创辨证论治的治疗原则方面，确实做出了重大的贡献。

《伤寒论》的方剂上溯岐黄，下逮百世，有“方书之祖”称号。其主要成就有下述几点：

1. 体现了治疗八法。在临床的具体应用上，奠定了方以法立、法以方显的理论。

2. 组方精简，配伍严密，经亿万人次实践而疗效显著。

3. 方证结合紧密，确能解决“证”的要求，成为有证必有方的治疗体系。

4. 组方不拘一格，随证处施，不偏于一家之见，可为后世效法。

十、学习《伤寒论》的方法

学习《伤寒论》，主要是学习它的辨证论治的思想和方法，要做到这一点，就必须对祖国医学的基本理论，特别是阴阳学说，脏腑经络的生理、病理变化要融会贯通，从其病理变化的客观反映进行分析、综合、归纳，划分所属的六经范围，以制定相应的治法。同时要反复阅读原文，领会书中精神，记住证候特点，以及方剂的宜忌、剂量大小、煎服方法与“方后注”的要求。此外，还必须把条文之间的关系和意义加以弄清，以增强对原文的深入体会；为此，第二讲专门讨论条文组织排列的意义。

学习六经辨证方法要结合临床来学，陈修园主张的将看病与读书结合起来是很有道理的，因为这样学习《伤寒论》收获大，而且对《伤寒论》也能有所发展。

第二讲　试论《伤寒论》条文组织排列的意义

《伤寒论》的文章结构是以条文形式组成，据赵开美复刻的宋本《伤寒论》，有398条之多。《伤寒论》既然用条文表达辨证论治，那么学习《伤寒论》的基本要求之一就是理解条文和条文之间相互联系的意义。

应该看到，《伤寒论》398条是一个有机的整体，在条文之间，无论或显或隐，或前或后，彼此之间都有联系。作者在写法上，充分发挥了虚实反正、含蓄吐纳、对比互明、言简义永的文法和布局，从而把辨证论治方法表达无遗。

为此，学习《伤寒论》先要领会条文的排列组合意义，要在每一条文的内容中看出作者的布局和写作目的，才能学到条文以外的东西；要与作者的思想共鸣，才能体会出书中的精神实质。

基于上述要求，试将《伤寒论》398条的相互关系，按六经范围加以论述，以为学习《伤寒论》提供参考。

一、《太阳病上篇》30条

《太阳病上篇》的条文为30条。从第1条到第11条的内容是一书的纲领，而有指导全书统领辨证的意义。

例如，第7条辨病发阴阳，第11条辨病有真假寒热，被认为是六经阴阳寒热的辨证纲要，贯串于全书之中，占有指导的地位。

第1条的内容是太阳病的总纲，反映了表证的共同证候，以下凡言太阳病的皆以此条为准。第2、3条的内容，是在太阳病总纲之下，又分出中风与伤寒两类表证，而两条并列不分，意在对比发明，用以加强辨证论治的分析。

第6条论温病，看来似乎与中风、伤寒有鼎足而三的意思，但它与第3条不并列，显而易见，作者是将其作为风寒的类证写出的。

第4、5两条应联系一起体会，则知作者让人从脉证方面的变化，辨传经与不传经的方法。

第8条论太阳病七日自愈，为邪行经尽；若此时邪气不衰，则有传经之变。作者示人针刺足阳明经，使其不传以杜其邪。说明在太阳病中有“传经”与“行经”的不同，同时也提出预防传经的方法，并对第 4 条的“传”也作了回答。

第 9、10 两条论太阳病的欲解时和太阳中风期待自愈的日数。它说明了正复邪退要有一个条件，应以时日对正气得旺而方欲解。它说明了时间和空间对疾病的影响，故具有临床意义。

以上计 11 条，皆有论而无方，其重点在于辨阴阳寒热，辨表病异同，辨病邪传变，辨病欲解时。它是全书纲领，也可看为《太阳篇》的总论。

第 12 条论太阳病的中风证，是在第 2 条的基础上补充了中风的病理和治疗方法。

应当指出，张仲景先抛出桂枝汤并非偶然之举，而是用以说明治病的原则在于调和阴阳。桂枝汤滋阴和阳，故为群方之魁；它与第 7 条的辨病发阴阳同等重要。

第 13 条的内容，看似与第 12 条重复，实际上本条不提中风而提太阳病，所以扩大了桂枝汤的治疗范围，它比第 12 条有更深一层的意思。

第 14、18、20、21、22、28 等条，是论桂枝汤的加减证，它们的前后排列之法，很能启人深思。

作者先从第 14 条的项背强几几，经输不利的桂枝加葛根汤开始；后以头项强痛，翕翕发热，无汗，心下满微痛，小便不利的桂枝去桂加茯苓白术汤收尾。其用意是把太阳经输不利的表证列在前，太阳病腑证属里故列在后，从而把发汗和利小便的两种治法加以划分，以体现太阳病经腑不同治法的意义。

在桂枝汤加减证后，还穿插了桂枝汤的禁忌证，从正反两方面立论，而有利于桂枝汤的正确使用。

第 15 条论误下之后，太阳之气上冲和不上冲，不上冲的则禁用桂枝汤。对“其气上冲”的解释不一，若与 134 条的“阳气内陷”互相对看，则知“其气上冲”，也就是未致阳气下陷的互义。

第 16 条论“坏病”不能用桂枝汤，太阳病无汗表实脉紧的也不能用桂枝汤的道理。

第 23、25、27 三条论桂麻合方的证治，太阳表邪不解，或寒热如疟，或热多寒少，或不得小汗出、身必痒。此时的治疗如单用桂枝汤则嫌其缓，单用麻黄汤则又虑其峻，故以两方合用，而又以桂枝冠首，则含有护正去邪的宗旨。

但是，第 27 条的“此无阳也”，注家意见颇不一致。我认为若以太阳表寒欲罢作解，则庶几近之。可参考 153 条的“无阳则阴独”句，据成无己所注“表证罢为无阳”，则其义自见。

桂麻合方的另一意义是：从《太阳病上篇》的桂枝汤证到《太阳病中篇》的麻黄汤证，作为引线之笔而有循序渐进的意思在内。

第 29 条，从表面上看是论桂枝汤的禁忌证，但它包含了对第 16 条“观其脉证，知犯何逆，随证治之”的补笔，具体地为随证施治作出了示范。至于第 30 条，则是作为第 29 条的注文而已。

二、《太阳病中篇》97 条

《太阳病中篇》的条文共 97 条，从第 31 条到第 127 条。

第 31 ~ 33 条论葛根汤证及其加味证。其中的第 31 条应与第 14 条作比较，第 32 条又应与第 36 条对比，然后可以审知：项背强几几分有汗和无汗；二阳合病分下利与喘满的不同。至于第 34 条的误下而利遂不止，又应与二阳合病必自下利互相对看，以辨下利一证而有表里寒热的具体不同。

第 35 条是在第 3 条的基础上补充了伤寒无汗而喘和麻黄汤的治法。此条也应与第 12 条的桂枝汤证作比较，以见有汗为虚、无汗为实的辨证方法。

第 36、37 条继论麻黄汤证，但辨证的重点各自不同。第 36 条从证以辨喘，第 37 条从脉以辨浮，以见麻黄汤的治疗各有所本。

第 38、39、40、41 等条论麻黄汤的加减证，而具有表里兼治的特点。

第 38、39 条是大青龙汤证，关键在于不汗出而烦躁；第 40、41 条是小青龙汤证，关键在于表不解而心下有水气。大青龙汤证兼内热，小青龙汤证兼内饮，故两条排列无间，以资互相对比发明。

第 42、43、44、45 等条，接麻黄汤之后，又论桂枝汤证以代替麻黄汤治疗之不及。其衔接之处，如第 37 条“脉但浮者，与麻黄汤”，若外证未解，脉浮弱者则不用麻黄汤，应以桂枝汤为宜。

第 41 条的咳而微喘用小青龙汤，但第 43 条的“下之微喘”则不能用小青龙汤而用桂枝加厚朴杏仁汤，以示桂枝、麻黄在治喘上各有不同。第 44 条论外证未解者不可下，从文推义当有不大便之证，治当先解其表，宜桂枝汤，而禁用麻黄汤，恐其过汗伤津反助胃肠之燥故也。此条与下文的

第 56 条合参则意义更明。

第 45 条论汗下之余，脉浮不愈，乍看和第 37 条的麻黄汤证相同，而此处却用了桂枝汤。作者考虑了汗下之后，已难胜任麻黄汤峻汗的缘故。

通过以上条文可以看出，作者于桂枝汤后论桂麻合方，桂麻合方后又论麻黄汤，麻黄汤后又论桂枝汤。桂枝汤方虽一，而使用方法则因证而异。一般说无汗不用桂枝，而第 56 条未提有汗一证，但也用了桂枝，文义愈述愈深，而桂枝汤之治，因之亦愈广。

第 46 条论服麻黄汤以后的证情，它与第 24 条的服桂枝汤，反烦不解之义相同。然第 24 条先用刺法，然后再服桂枝汤，而第 46 条先服麻黄汤发汗而使正气拒邪外出，故继之作衄乃解。

第 47 条先论伤寒无汗，体强者有衄以代汗之机。若与第 35 条麻黄汤发汗之治合参，以见汗血同源、殊途同归之旨。

第 48 条论二阳并病的成因，以及阳明经证、腑证的特点，与发汗不彻的脉证。若与第 32 条相比较，以区别“合病”与“并病”的证候不同。

第 49、50 条论不可发汗之脉。第 51、52 条是论若其人尺中脉不微、不沉、不迟而浮数的，则仍可用麻黄汤发汗。虽然是言脉，但是其证候亦包括在内。

第 53、54 条论桂枝汤营卫不和证，条文开头不冠风、寒，而以“病”称，说明此条与中风无关，而已涉及杂病的范围。

第 55 条内容，应与第 47 条对比，以见伤寒作衄有解与不解之分。若衄少而邪不出者，则又当以麻黄汤发汗，越出营中之邪，则衄亦随之而愈。

第 46 条论先服麻黄汤病不解，而后作衄乃解；第 55 条则是先衄不解，后用麻黄汤发汗则解；第 55 条为不发汗因致衄；第 47 条为身无汗而自衄者愈。这几条若不联系来看，则首尾不顾，便觉索然无味。

第 56、57 条论不大便六七日，头痛有热而小便清白；或用麻黄汤发汗，半日后病又复烦不解皆应以桂枝汤先解外邪，用代麻黄汤之治。

第 58、59 两条列于误治变证之前，是继辨病发阴阳之后，又示人治病能使“阴阳自和”方为愈病之宗旨。因此，它对以下的第 60、61、62、63、64、65、66、67、68、69、70 条等有其指导意义，而为救治“坏证”指出了原则。

第 60 条至第 70 条的误治变证中：有内外俱虚的身振而寒；有阳虚阴盛的烦躁；有营卫俱虚的身疼痛；有肺热作喘、心虚作悸、脾虚作胀、水夹肝气上逆、脐下悸、欲作奔豚，以及汗后恶寒为虚、不恶寒但热为实等表、里、寒、热、虚、实，五脏六腑等病证，反映了伤寒与杂病相互共论的辨证典范。

第71、72、73、74等条论太阳病表里不解的蓄水证，它以口渴能饮而小便不利为主。作者用假宾定主的笔法，先论胃中干燥、烦躁不得眠、欲得饮水的缺津证，然后引出若脉浮、小便不利、微热消渴的蓄水证。一为缺津，一为津凝不化，两者病理不同，然证候易混，故对比分析，从中以见辨证之法。

第75条论发汗太重、心肾阳气两伤，以致心悸欲按而两耳发聋，当与第64条的“其人叉手自冒心，心下悸欲得按者”作比较，以见证有轻重，而治有区分。

第76、77、78、79、80等条论胸膈火郁的虚烦诸证。从病理讲水蓄于下，而火炎于上，故栀子豉汤证接五苓散证后有辨水火二证的思想。另一意义是，太阳病由经传腑，则以蓄水为主；若由表传里，而邪必先胸，故有胸中火郁的虚烦证产生。火郁于胸则心中懊侬，如气不利则胸中窒，血不利则心中结痛；若下延入胃，则心烦腹满、卧起不安；若胸热而脾寒者，则大便必溏而又身热微烦。

第81条论栀子豉汤的禁忌证。

第82条论阳虚而水气泛滥的真武汤证，也含有水下火上的辨证意义。

第83条至第89条论不可发汗，是指麻黄汤的禁忌证而言。不可发汗，指其人虽病伤寒，然夹有阴阳气血、营卫津液等正气不足之证，所以就不能发汗。如果强发虚人之汗，则有便血、发痉、不能眴、不得眠、寒栗而振等。若结合第49条的“尺中脉微”和第50条的“尺中迟”来看，则禁汗的脉证于是方备。

第90、91、92条论病有先汗后下之分，也有先下后汗之变，更有表里缓急之治和“两感”风寒的兼治与专治之异。在禁汗之后，又提出了什么是先治，什么是后治，什么是急治，什么是缓治，什么是兼治，什么是专治，确有总结以前、指导以后的科学意义。

第93、94、95三条并列，分析了三种不假药力而出汗的不同机制。第93条的“冒汗”可责其虚；第94条的“战汗”为邪已外解；第95条的“自汗”为卫强营弱而邪风不去。三种汗出互相比较，以加强读者的辨证思维。

张仲景写到第95条时，已把太阳病的经腑证治叙述完毕，发汗与禁汗亦无复可议，乃由太阳病而转到少阳病的证治。联系以前的二阳合病与二阳并病，从中可以见到太阳传入之邪，并不固定先传某经的具体事实。

第96条论邪传少阳的证候与治法，亦可与第37条的“设胸满胁痛者，与小柴胡汤”之文合参。

第97条论血气虚衰之人，邪中少阳而抟于胁下，与第96条对比有继发和原发的两种不同形式。

第98条论小柴胡汤的禁忌证，其病为湿、饮所伤，而类似少阳，实非少阳证，若与第99条的小柴胡汤对比，则治疗宜忌自明。第100条论少阳夹虚的证治。第101条论治少阳证不必悉具，以及误下少阳而柴胡证不罢者，可复与小柴胡汤之理。

第102条论伤寒夹虚的小建中汤证，它既可与第100条对看，更应与第50条的“尺中迟者，不可发汗”相参，而补出小建中汤治虚人伤寒的方法。

小柴胡汤为柴胡剂加减方代表，所以，在小柴胡汤主证的前提下：第103条论少阳兼阳明的大柴胡汤证；第104条论少阳兼潮热的柴胡加芒硝汤证；第105条论阳明谵语，胃燥内实的调胃承气汤证；第106条论太阳病不解，热结膀胱，其人如狂而少腹急结的桃核承气汤证。此条列于大柴胡汤之后，作者用意是胸胁满用小柴胡汤，心下急用大柴胡汤，但少腹急结者则用桃核承气汤，以示上焦气郁、中焦热结、下焦血瘀之辨，这种气郁与血瘀相提并论的写法对人甚有启发。

第107条论柴胡加龙骨牡蛎汤，其排列于桃核承气汤之后，是因为此证有胸满烦惊、谵语等精神证候，以资与蓄血如狂、少腹急结的桃核承气汤证对比，而后方知各自的病机特点所在。

第108、109条论肝胆之邪传脾、乘肺的变化，曰纵曰横，寓有气亢妄行无制之意。

第110条至第119条论误用火疗的种种坏证，后汉时期此法施用为广，故论其有弊于病的一面。至于其中的救逆汤、桂枝加桂汤、桂枝甘草龙骨牡蛎汤，在临床治疗中仍被广大医家所习用，而为人们所重视。

第120、121、122、123条论太阳病误吐的变证。第120条论吐后中寒；第121条论吐后内烦；第122条论吐后客热不能消谷；第123条论太阳病极吐下、胃中不和而郁郁微烦。吐后共分四证，有寒有热，应互相对看，以尽辨证之长。

第 124、125、126 条论太阳之邪随经入里的热与血结证，应与第 106 条的桃核承气汤证互相对比，以辨热大于瘀、瘀大于热、瘀热皆轻的三种病情。

第 127 条论太阳病蓄水证，若小便利的则为茯苓甘草汤证，以饮水多，必心下悸；若小便少的为五苓散证，则饮水之后必苦里急。此条应与第 73 条进行联系，其义方备。

三、《太阳病下篇》51 条

《太阳病下篇》共有条文 51 条，从第 128 条到第 178 条。

第 128、129 条论结胸与脏结的证候。把结胸与脏结并列而论，是一种虚实对比的写法。又从结胸为实、脏结为虚，结胸为热、脏结为寒入手而互相对比发挥，以加强辨证认识。

第 130 条论脏结无阳证，第 131 条论结胸与心下痞的成因。从脏结以论结胸，不但是互相发明，而且又有假宾定主的含意。

第 132、133 条论结胸下之太早则死，然而当下不下使证情加剧亦死。两条一起体会，其义更觉突出。

第 134 条论误下热与水结的大结胸证与治法。文中的“阳气内陷”遥对第 15 条的“其气上冲”，以说明误下后的两种可能。若误下而不结胸，热与湿结发生小便不利的，则身必发黄。以辨同一误下，而有水结和湿郁的不同。

第 135 条论结胸三证，即脉沉紧、心下痛、按之石硬。抓住三证以辨结胸，则做到心中有数。

第 136、137 条论结胸与大柴胡汤证、大承气汤证的鉴别分析，以免三证混为一谈。

第 138 条论小结胸三证，即正在心下、按之则痛、脉浮滑；应与第 135 条的大结胸三证对比分析，则大小之诊自然分明。

第 139 条论其人本有水饮在内，若太阳之邪化热入里与饮相搏，则成结胸证；若不成结胸而下利不止的则为“协热利”。它说明了误下的一种原因而有两种发病形式。

第 140 条论凭脉测证之法，以寓误下诸般变证的发生。

第 141 条论用水疗以劫热，其热被劫不得去，以致稽留体表，而成皮下水郁之证。同时又论述了寒实结胸的证治。

从上述的128、131、132、133、134、135、136、137等条来看，作者集中论述了大结胸的病因、证治、禁忌、预后等一系列问题。至于129、130两条论脏结之成因，且详于证候而略于治法，所以，应视为结胸的类证。

第142条论太少并病，因其证有“时如结胸”的特点，故列于结胸证之后，以资有所区分。第143、144、145三条论妇人热入血室的证治。此证与少阳有关，然又有“如结胸状”之特点，作者列于太少并病之后，而又与结胸证区分，其文法之妙，引人深思。

第146条论太少并病；第147条论少阳病兼太阴脾寒证；第148条论少阳证的阳微结以及与纯阴结的分析，示人少阳为病而变化多端的事实。

第149条论一证三变，辨证之法，引人入胜，并开心下痞证辨治之端。

第151条论痞证的特点，虽着墨不多，却是画龙点睛之笔。

第152、153两条，一论实证，一论虚证，但皆见心下痞，而又不属于主证之例，故可目为心下痞的类似证。

第154条论热痞，以关脉浮为凭。在热痞的前提下，第155条又论汗出恶寒的上热下寒痞。两条相连，说明了辨证是相因而成。

第156条论水痞，辨证关键在于小便不利；第157条论饮气之痞，它与水痞有内在联系，可以互相发挥。

第158条论脾虚客气上逆痞，其痞与利皆重，而又有心烦不安。心下痞为胃气不和之证，若不用泻心汤而误用下法，则使人下利不止。

为此，第159条针对下利，而出理中、固涩下焦、利小便等不同的辨证和治法。

第160条论水气痞而气血虚衰，久而不愈则成痿；第161条论痰疾挟肝气而成痞，且有噫气不除；第163条则论协热下利，心下痞鞕而表里不解。

第164条论心下痞而表未解，应先解表，后治其痞；第165条论肝胃气结的上吐下泻而心下成痞。

第166条论胸中寒的可吐证；第167条论胁下素有痞的脏结死证。

上述第149～167条都围绕痞的证候，或在心下，或在胁下，或在胸中，或虚或实，或寒或热，或寒热相混，其中辨证分析，使人咀嚼不尽。

第168、169条论白虎加人参汤证。第170条论白虎汤禁忌证，以反映太阳之邪既有传少阳之机，也有传阳明之可能，如追溯第96条之文，则其义自明。

第 171 条论太少并病，第 172 条论太少合病。继白虎汤证又论少阳，以示传入之邪因人而异，本来无定之义。

第 173 条论胸热、胃寒而不成痞，说明病机相似而症状不同。

第 174、175 条论寒湿痹痛，属伤寒的类证，也是伤寒与杂病共论之文。

第 177 条论伤寒脉结代、心动悸，以示病虽始于太阳，终累及于少阴，以见阴阳表里相配之义。

四、《阳明病篇》84 条

《阳明病篇》共有 84 条。从第 179 条到第 262 条。

第 179 条论阳明病的里实证，其原因虽有三，而以正阳阳明为主。

第 180 条论阳明病的提纲证是胃家实。意在言外，若辨出了阳明病的"实"，则就达到了辨证的要求。

第 181 条论阳明病的成因；第 182 条论阳明病的外证；第 183 条论阳明病始虽恶寒而后即反汗出恶热；第 184 条论阳明病而无所复传。这四条具有阳明病以里实为核心的各种特点。

第 185 条论发汗不彻，邪传阳明，若已传阳明则见濈然汗出；第 186 条针对第 183 条的"病有得之一日，不发热而恶寒"，第 184 条的"始虽恶寒，二日自止"，故接着又称"伤寒三日，阳明脉大"。

第 179 条到第 186 条乃是阳明燥热为病的总论，作者强调了以阳明里证的不大便和外证身热、汗自出而不恶寒为眼目。

第 187 条论阳明与太阴相表里，有从湿化和从燥化的两种病理变化；第 188 条接第 186 条言，若伤寒之邪系于阳明而不犯脾，则其人可见濈然汗出。

第 189 条论阳明中风而邪气浮泛于外，故不能下；对比之下，第 188 条是邪已传里，故濈然汗出而不恶寒。

第 190 条以能食、不能食辨中风和中寒，可以体会作者有意把伤寒与杂病并论的这一事实。

第 191 条论阳明中寒不能食，而不是燥屎内结的不能食；是中气虚的手足濈然汗出，而不是胃实的手足濈然汗出；虽然大便鞕，但只是初头鞕，而后必溏。这是欲作"固瘕"的表现，非是阳明病胃家实。此条从杂病角度对比伤寒胃家实之法。

第192条论阳明病的寒湿等证，若胃气复，谷气胜，则有汗出作解之机。

第193条论阳明病欲解时，而列于"谷气胜"之后，则有正复邪退之义。

第194条从不能食以辨阳明胃气虚，故不可用下，应与第191条合参。

第195条论阳明病脉迟的谷疸，虽下而腹满如故。第196、197条论阳明病有汗则为实、无汗反为虚的机理。可见阳明病中，亦有寒证、湿证、虚证，并非只论伤寒一病，亦兼论杂病。

第198条论阳明病的火邪上炎，第199、200条则论湿热发黄之证。

第201、202、203、204、205等条论阳明热在外而未入里，因其里未实，故禁用攻下。

第207条论阳明病可下的轻证，应与第208条互相对比。

第208条论燥屎可下，在于它有潮热；若其热不潮，即使腹胀而大便不通，也不能用大承气汤，只能用小承气汤微和胃气。

第209条论阳明病有潮热，如大便鞕时方可下，以补第208条的未了之义，以及测验大便是否成燥，是水到渠成的笔法。为此，第208条与第209条合而观之，方尽其义。

第210条论阳明实则谵语，然忌阴竭于下的直视、喘满与下利；第211条又补出谵语，而忌见正虚的脉短之候。

第212条论大承气汤证及当下不下的循衣摸床、惕而不安证的预后和转归。

第213、214条论汗多胃燥，便鞕谵语，病变在津液伤与胃中燥之间；或谵语潮热、脉不沉实而反滑疾者，均宜以小承气汤代替大承气汤治疗。

第215条承上条继论谵语、潮热而反不能食，反映了肠实胃满燥屎已成；与第194条对看，若能食，主大便虽鞕而未成燥屎。燥屎已成则用大承气汤，未成燥屎的则用小承气汤。

第216条论阳明在经之热不解，而有热入血室之变。它不同于以上条文，而是论妇人之病。

第217、218条论阳明病兼经邪不解，过经者方可下；若阳明病脉沉而喘满，为病在里，则不可反发其汗。两条合参，以见阳明病汗下之尺寸。

第219条论三阳合病而热盛者治用白虎汤；第220条论二阳并病，阳明已成实证的治用大承气汤；第221条论三阳合病，而热在膈脘的治用栀子豉汤；第222条继上条，若见热在中焦而渴欲饮水的治用白虎加人参汤；第223条承上条，若热在下焦而小便不利的则用猪苓汤。以上诸条，反映了仲景设法御变，而不拘一格。后世医家称为“阳明病开手三法”，总为热盛而不成实的设法。

第224条则论猪苓汤的禁忌证。

第225、226条论脉浮而迟，表热里寒之证，似与上述之阳明病热证有互相比较之用意。

第227条论阳明病热在经则作衄；第228条论阳明病热在上则心烦头汗出；第229条论阳明之邪不实而少阳之邪犹在；第230条论阳明病虽不大便，然舌苔不黄而胁下满的，则病不属阳明而仍属少阳。以上诸条皆为阳明热证而未成实之辨。

第231、232条论三阳合病，脉弦浮大的，有刺阳明、解少阳以及发太阳之汗的各种辨证。

第233条论阳明病津液内竭者，不可攻下而可外导的辨证方法，应与承气汤证对照而看。

第234、235条论阳明病经表之邪不解，而有桂枝、麻黄两方之治。

第236条论湿热发黄证治，若与燥热之证对比鉴别则辨证更为突出。

第237条论阳明病蓄血其人善忘，可与太阳病的蓄血发狂证合观。

第238条到第242条，论阳明病可攻与不可攻的辨证。

第243条论胃寒作呕；第244条论误下成痞，以见病邪或转阳明，或为蓄水的辨证方法。

第245条论汗出太多，阳绝于里，亡津液于外，大便因鞕，而含有论脾约之成分。第246条继上条论阳绝于里之脉。第247条论脾约的证治。以上三条皆论亡失津液而阳热阻绝于里的病变。

第248条论阳明胃燥的蒸蒸发热，第249条论吐伤津液的腹胀满，治法皆须用调胃承气汤以和胃气。

第250条论阳明病不大便，微烦，小便数，大便因鞕的小承气汤证。

第251条论阳明病屎虽鞕而未成燥，以其尚能食，故以小承气汤微和之。若服后仍不大便则可制大其服，与小承气汤一升。凡用大承气汤时，须小便利，屎定鞕，乃可攻之。

第248条到第251条，是论可下之证，然有在胃在肠、成鞕成燥之分，故三个承气汤交相穿插分析，使人增强辨证论治的水平。

第252、253、254条论阳明病三急下证，为急下存阴、泻燥全水之法，但辨证重点在于救阴。可见阳明病延误病机，每以亡阴而告败。

第255条论腹满不减的可下证。第256条论阳明、少阳合病而大便必下利，及其脉不负为顺的机理；若脉滑而数，为阳明气实，内有宿食，则当泻下而解。

第257条论阳明热与血瘀的发热不解证治，应与第237条的“本有久瘀血”对比合参。

第258条论阳明热迫于肠而下利脓血，与第257条是同一原因所发生的两种病变。

第259条论寒湿发黄不可下；第260条论湿热发黄而里实腹满则可下。两条排列而有对比之意。

第261条论身黄发热的栀子柏皮汤证；第262条论伤寒瘀热在里，身必发黄的麻黄连轺赤小豆汤证。

第260条论湿热在里，第262条论湿热在表，第261条论湿热非表非里，故三条合看，方尽其治。

五、《少阳病篇》10条

《少阳病篇》共有10条，从第263条到第272条。

第263条论少阳病的腑证提纲，故以热证的口苦、咽干、目眩为主。

第264、265条论少阳之经或中风或伤寒的脉证。少阳经介于表里之间，故治疗禁用发汗与吐下。

第266条论太阳之邪转入少阳的证候和治法。

第267条论误治少阳发生的“坏证”，应与第264、265条的“坏证”同看。

第268条论三阳合病而热在少阳的盗汗证；第269条论伤寒六七日，邪从少阳之枢，有阳去入阴的机转。

第270条承上条论三阴不受邪侵，以其人能食而不呕反映了胃阳强而不衰。

第271条论少阳邪解之脉，第272条论少阳欲解之时，两条相联系以见少阳欲解的脉时依据。

少阳病的大部分内容已在《太阳病篇》第96条至第108条进行了论

述，因此，可与有关条文加以参考。

六、《太阴病篇》8 条

《太阴病篇》共有 8 条，从第 273 条到第 280 条。

第 273 条论太阴病的提纲证，应与阳明病的胃家实对比，以见寒热虚实反映在脾胃上各自不同的证情。

第 274 条与第 276 条合看，是论太阴经表的证治。

第 275 条论太阴病的欲解时，列于第 274 条“阳微阴涩而长者，为欲愈”之后，有正复邪退，相互借助的用意。

第 277 条论自利不渴属太阴，应与第 282 条的“自利而渴者，属少阴也”，互相对看。

第 278 条论太阴湿热发黄的脉证和脾家实、湿浊作解的机转。

第 279 条论脾家气血不和的腹满时痛和转阳明的大实痛的证治。

如果把 277、278、279 三条合在一起体会：作者先论寒，后论湿，再论实，以体现太阴为病的层次。

第 280 条论太阴病大便利而脉弱的腹满疼痛时，则以减去大黄、芍药为宜，因其人已是胃气虚寒之故。

七、《少阴病篇》45 条

《少阴病篇》共有 45 条，从第 281 条至第 325 条。

第 281、282 条论少阴病的提纲，而以阴阳两虚的脉证和阳虚不蒸腾津液的病理变化为主。

第 283 条论少阴病寒盛亡阳；第 284 条论少阴病被火气劫伤阴；第 285 条论少阴病阴虚禁汗；第 286 条论少阴病阳虚禁汗与禁下之脉。以上四条论述了少阴病有治疗之禁，应从阴虚、阳虚两个方面加以理解。

第 287 条论少阴病阳回寒去；第 288 条论少阴病利止，手足转温；第 289 条论少阴病阳回，时自烦，欲去衣被；第 290 条论少阴病脉阳微阴浮而为欲愈。以上四条论少阴病阳气恢复，阴寒消退的欲愈佳象。

第 291 条论少阴病欲解时，所以列于第 290 条之后，其意义则与太阴病同。

第 292 条论少阴病吐利、手足不逆冷，反发热者不死；第 293 条论少阴之邪外出太阳，而一身手足尽热，以热在膀胱必便血。两条皆有身热，但有阳气复和邪气外出的不同。

第 294 条论少阴阳虚但厥无汗，若强发其汗，必动其血，可造成小便难而口鼻出血的“下厥上竭”的生命危险。

第 295 条论少阴病，身蜷而利，手足逆冷；第 296 条论吐利烦躁，四逆；第 297 条论下利止，而头眩，时时自冒；第 298 条论四逆恶寒而身蜷，脉不至，不烦而躁；第 299 条论少阴病六七日而息高；第 300 条论自利，复烦躁不得卧寐。以上诸证，反映了少阴阴寒内盛，阳气已败，真气已竭的死证。我们从各个证候的特点分析出其所以构成死证的原因和证情，以提高理论水平。

归纳起来，第 281 条到第 300 条属于少阴病的总论部分；它阐述了少阴阴阳水火升降出入的病理变化和证候特点，以及阴阳盛衰、正邪进退和有关预后的问题。所以，它是少阴病的辨证纲领。

第 301 条论少阴病始得之而太阳表邪不解的“两感”证。可与第 92 条的病发热头痛、脉反沉合看，以见太阳与少阴为表里的关系。

第 302 条继论第 301 条的证候，若延至二三日，而无少阴里寒时，仍可微发其汗的治则。

第 303 条论少阴阴虚热证，而以心中烦、不得卧为主，从中可以体会少阴为病内关于心肾的事实。

第 304、305 条论少阴病的附子汤证。它一治少阴阳虚背部恶寒，一治少阴阳虚骨节痛而手足寒。背为阳之府，四肢为诸阳之本，故以两条的寒象，以辨少阴阳气之衰。

第 306、307、308 条皆论少阴病下利脓血，其中有寒热之别和涩肠止利与泻热止痢之分。

第 309 条论少阴病吐利，以吐为主的吴茱萸汤证，应与第 378 条对比，则其义自明。

第 310 条到第 313 条论少阴病的咽痛。少阴之经脉“其直者，从肾上贯肝膈，入肺中，循喉咙”，故少阴为病而又有咽痛的特点，以及寒热不同的证治。

第 314 条论少阴病下利的白通汤证；第 315 条论服白通汤，利不止，厥逆无脉，干呕烦者，反映了不但伤阳且也伤阴，应与白通汤加猪胆汁阴阳两顾，也示范了“从治”之法。

第 316 条论少阴病阳虚水泛的真武汤证；第 317 条论少阴病里寒外

热的格阳证。

第 318 条论少阴病阳郁不伸的四逆散证，应与少阴病阳虚寒证作比较。

第 319 条论少阴病阴虚有热的蓄水证。可与第 316、303 条对看：比水分寒热，比证分阴阳，比火上水下的心烦不得眠。

第 320、321、322 条论少阴病的三急下。应与第 252、253、254 条合观，以见燥热伤阴急下的角度各有不同。

第 323 条论少阴病，脉沉者，急温之，宜四逆汤。此条列于急下之后，以与燥热亡阴互相对比而各有所重。

第 324 条论胸中痰实和膈上有寒饮证治；第 325 条论呕而汗出，必数更衣的证治。这两条有虚实之分，故其呕吐之证也有所区别，亦可与第 166 条合参。

八、《厥阴病篇》56 条

《厥阴病篇》共有 56 条，从第 326 条到第 381 条。

第 326 条论厥阴病的提纲证。它以风阳之气上撞于心，心中疼热，以及脾胃虚寒，食则吐蛔，下之利不止的寒热错杂证候为主。

第 327、328、329 条论厥阴病欲愈的脉、时、证，其义同于上。

第 330 条论阳虚寒厥，不可下之，应与第 335 条的"厥应下之"合参。

第 331 条论厥阴寒厥，后见阳复发热，则下利必自止，如又见厥，则复又下利。

第 332 条论热与厥的胜复情况，以及阳热太过而不罢者，必发痈脓。

第 333 条论太阴中寒而误用黄芩汤，其腹必冷，若反能食者，名曰"除中"，预后多为不良。

第 334 条论厥热胜负，若阳复太过而反汗出，则发喉痹；若发热无汗，则利下不止，必便脓血。此条应与第 332 条合看，以证明热气伤阴而有在上、在下、在外之分。

第 335 条论阳热厥的前热者后必厥的证候与治法。此条应与第 354 条的阳虚寒厥对比，也应与第 330 条的"诸四逆厥者，不可下之"合看。

第 336 条仍论厥热胜复的辨证。然"厥终不过五日，以热五日"，厥热相平，故可断其自愈。

第 337 条论厥阴的病机和症状。此条与第 7 条、第 58 条的阴阳辨病证、阴阳辨病机、阴阳辨治法成鼎足之势。

第 338 条用宾主的笔法写出脏厥与蛔厥的分析和蛔厥的证治方法。

第 339 条论热少厥微的病欲愈，与厥而呕、胸胁烦满的其后必便脓血。

第 340 条论冷结在膀胱关元的小腹满而手足厥冷。

第 341、342 条论厥热胜复的热不除以及寒多热少的阳气衰退之证。

第 343、344、345、346 条论阴盛绝阳的死证，其中有示人应顾护阳气于先的意义在内。

第 347 条论脉虚复厥不可下，应与第 330 条合参则明。

第 348 条论发热而厥，七日下利的难治之证。

第 349 条论寒厥可灸；第 350 条论热厥可清；第 351 条论血虚寒厥而可温的治厥方法；第 353、354 条论阳虚寒厥治法；第 355 条论胸中实致厥的治法；第 356 条论心下水气致厥治法；357 条论邪郁于里，寒热错杂的厥利治法。

以上诸条论厥的证治，应当对比分析，以见辨证之精。

第 358 条论寒利的前驱证候；第 359 条论食入口即吐的证治。

第 360、361、362、363、366、367、368、369 条论下利预后的生死诊断。

第 364 条论下利清谷，不可攻表；第 365 条论下利所见之脉不同，而其病机也随之不同，是为以脉验证之法。

第 370 条论下利清谷，里寒外热的治法；第 371 条论热利下重的治法。两条应加对比，以分清寒热下利之证。

第 372 条论里寒与表邪的治则，应与第 91 条合参。

第 373 条论厥阴热利的证治；第 374 条论热结旁流的证治；第 375 条论下利虚烦的证治。

以上从第 367 条到第 375 条皆围绕下利问题，或辨其预后，或辨其寒热虚实以及相应的各种治法。

第 376 条论因内痈致呕，治痈而不治呕之理。此条应与第 19 条同参。

第 377 条论里寒外热之呕；第 378 条论肝胃寒饮上逆之呕；第 379 条论脏病还腑之呕。

从第 376 条到第 379 条皆围绕呕的问题加以辨证论治。

第 380 条论哕而有虚实之分，第 381 条论六腑邪实之哕。虚与实对比成文，使读者从中加强辨证认识。

九、《霍乱病篇》10条

《霍乱病篇》共有10条,从第382条到第391条。

第382条论霍乱病的证候特点在于:呕吐而且下利。

第383条论霍乱除吐利外,还有发热、恶寒等表证。

第384条论伤寒与霍乱的鉴别诊断。

以上三条是霍乱病的提纲证,而有指导临床之作用。

第385条论阳虚阴盛,脉微复利,若利自止者,则为亡血伤津,为阳虚及阴的反映。

第386条论湿霍乱和寒霍乱的不同治法,以欲饮水和不欲饮水为辨证的依据。

第387条论吐利止而身痛不休的治法。它和吐利不止的五苓散证有对比发明的意思在内。

第388条论阳虚吐利汗出,手足厥冷的治法。第389条论既吐且利,内寒外热,脉微欲绝的治法。第390条论吐已下断,汗出而厥,四肢拘急不解的阴阳两虚的证治;此条应与第85条对比,以见亡血伤津的不同治法。第391条论吐利已复,新虚不胜谷气的小烦之证。

从第385条至第390条皆有论有方,而有各论的意义在内。

十、《阴阳易瘥后劳复病篇》7条

《阴阳易瘥后劳复病篇》的条文共7条,从第392条至第398条。

第392条论伤寒阴阳易之为病的证候特点和治疗方法。

第393条论大病瘥后劳复和食复证的治法,虽叙证不多,以方推证当有烦热之变。

第394条论伤寒瘥后更发热的几种不同的证治之法。

从第392条至第394条论伤寒后的饮食、男女、操劳、复感引起发热等的各种治法,使人读之有味。

第395条论大病瘥后,腰以下有水气的证治;第396条论大病瘥后,气虚而胸上有寒的证治;第397条论伤寒瘥后,虚羸少气,气逆欲吐的虚热证治。一寒一热,极尽对比发挥之能事。

第398条论病人脉已解,而日暮微烦,属于脾胃气弱,不能消谷所致,故毋庸治疗,损谷则愈。这说明了大病愈后应注意饮食问题,而带有普遍的意义。

十一、小结

总之,《伤寒论》的398条有经有纬,发生着纵横的联系,或互相补充,或互相对比,或互相发明,做到了文以载道,以尽辨证论治之能事。为此,凡是学习《伤寒论》者,就必须弄清其条文的编排目的和意义,从而才能登堂入室,以窥仲景著书的精神实质,而使学习《伤寒论》有更大的收获。

第三讲　试论六经为病提纲证的意义

六经为病的提纲证，是《伤寒论》辨证的纲领。六经为病，各有一条纲领，古人以之比如大将建旗鼓，使士卒望之而知趋，方能压住阵脚，而能指挥若定。观张仲景于复杂的疾病中，择出六经至当的证候，即所以建旗鼓；用以反映疾病的规律，使人知所趋。由是观之，六经的提纲证具有十分重要的意义。

为了说明六经的提纲证，首先必须弄清六经辨证的对象和范围。我认为，六经辨证方法，原是以邪气伤人而立论的，并非只针对伤寒之一病。

柯韵伯在《伤寒来苏集·伤寒论翼》的自序中说："原夫仲景之六经，为百病立法，不专为伤寒一科。伤寒杂病，治无二理，咸归六经之节制。"柯氏视六经辨证为百病而立，实能先获张仲景之心，因而也就扫清了只治伤寒一病的俗见，扩大了六经辨证的范围。简而言之，这部书包括了两类疾患：一类是急性热病的伤寒，一类则是慢性疾患的杂病。两者发病虽异，而医理则通，都不能离开六经之节制。所以，本书的内容是以六经辨证为宗旨。

六经本身是由脏腑经络组成的六个系统。它们属于物质范畴，故有自身的运动规律，以反映生理和病理的变化。辨证的方法，就是按照六经的客观规律去分析疾病，去认识疾病，务使主客观统一起来，就能达到辨证之目的。

然而，辨证一定要言之有物，丝毫不能离开物质的存在。六经绝非空洞的名词游戏，它既有受邪之体，又有所病之因。有能有所，以见证由体生、证由体定之理。因为辨证之法是从六经之体而求证，加之六经之体各异，故每经的证候特点也就随之不同，这就为辨证创造了有利条件。但也应该看到，六经所反映的证候又有共同规律可循，这是因为证候的产生决定于六经的阴阳对立变化的规律。所以，阳与阴对立，有阳证也就必有阴证；表与里对立，如有表证也就必有里证；寒与热对立，若有寒证也就必有热证；虚与实对立，故有虚证也就必有实证。这种相对而生的八个证候，它们既是疾病中的阴阳矛盾产物，又是疾病对立的统一。因为它们不超出相对而生的阴阳、表里、寒热、虚实的发病规律，古人就叫做"八纲"

辨证。

八纲辨证是源于六经的，两者的关系只是有体用之分，而没有本质的不同。懂得了这个道理，对六经与八纲辨证的结合就打下了理论基础。

以上介绍了六经辨证的意义和八纲辨证的关系，它为讲述下文提供了方便。

一、太阳病的提纲证

太阳，指的是足太阳膀胱经。吴崑认为，太阳有敷畅阳气的作用，其气向外，故主表而又主开。

表，指人体的表层，包括了皮毛、腠理的部位。太阳之脉上达风府，下达腰肾，借赖肾督的阳气资助，故为诸阳主气，而能总六经、统荣卫，为一身之外藩。

《灵枢·本脏》说："肾合三焦膀胱，三焦膀胱者，腠理毫毛其应。"说明了人体的水脏、水腑、水道的气化功能，即敷布气、津，充养于体表，起到既滋润而又温煦的双重作用。为此，凡风寒等邪犯表，则太阳必首当其冲。此时正邪相争于表，故其证候表现正如第 1 条（以赵本《伤寒论》条文号码为准，下同）所说："太阳之为病，脉浮，头项强痛而恶寒。"柯韵伯认为："观五经提纲，皆指内证，惟太阳提纲为寒邪伤表立。"由此可见，本证的脉浮，是邪客于表，气血向外抗邪的反映，所以它是表证的纲脉；头项强痛、恶寒则是表证的纲证。能把脉证都提高到"纲"的高度去指导临床，就有辨证论治的作用。现在，先说太阳病的纲脉——浮脉。浮脉主表，这是人人皆知之事，但要提高到表之纲脉认识，则不见得受到人们的重视。请看本条是先论脉而后论证，脉在证之先，就反映了脉的重要地位。比如说，患者有头痛、恶寒的症状，看来很像表证，如果其脉并不是浮的，就很难说它是太阳病，当然也就不能采取发汗的治法。由此说明，凭脉辨证，脉在证先，也是不容忽视的。为此，凡已经切到了浮脉，那就不论它是什么病，也不要管病程多久，都应先考虑这个病是否为表邪不解，抑或由于表邪不解所引发的各种疾患，必须认真分析，千万不要发生差错。然而，浮脉也有不主表的时候，那属于另一个问题。但是，必须立足于表证而进行分析，才不至于迷失方向。

我在浮脉主表的问题上，既有经验又有教训。记得过去看过一个头痛发热的病人，切其脉浮，这本是外感的发热，此时轻轻一汗就会治愈的，然而，由于我对浮脉主表这个纲没能抓好，所以就没用发汗解表之法，反而误用了一些寒凉药品，结果造成了误治。类似这种情况，尚不止个人，故有总结之必要。

吃一堑，长一智，经过这一教训，方使我逐渐明白了自己的错误，而对浮脉主表的实用价值更有切身的体会。从此，我在浮脉主表的理论指导下，治疗过水肿、气喘、痛痹、痒疹等证，皆按表证发汗之法取得了疗效。吸取正反两方面的经验教训以后，我才对太阳病“浮”为表之纲脉有了新的认识。

“头项强痛”的出现，与太阳受邪以后经脉气血不利有关。《灵枢·本脏》说：“经脉者，所以行血气而营阴阳，濡筋骨，利关节者也。”故太阳经脉受邪，可出现头项强痛之证。然而，三阳经皆上走于头，惟太阳经络脑下项，为其所专。故以“头项强痛”为太阳病的证候特点。另外，太阳主表，而表又莫高于头，故反映表邪较他处而实为灵敏。例如第 8 条说：“太阳病，头痛至七日以上自愈者，以行其经尽故也。”张仲景以头痛与否测知经邪的去留，就说明头痛的重要性。如推而言之，《伤寒论》提到的头痛一证不下 11 处之多，其中属于太阳病的就占了 9 处，这也说明了头痛确是太阳病的一个重要标志。至于“恶寒”则是表证的最后一证。它是卫阳被伤，不能温煦肌表的病理反映。根据伤寒学者们的研究，凡文中“而”字下的证候，都带有关键的意义。如“无汗而喘”的“喘”，“不汗出而烦躁”的“烦躁”等证皆是。所以，“而恶寒”的“恶寒”就成为表证的关键。

古人说：“有一分恶寒，便有一分表证。”凡症见“恶寒”的往往意味着表不解。正如第 164 条说：“伤寒大下后，复发汗，心下痞，恶寒者，表未解也。”查本条是在“迭经治疗”之余，而恶寒一证仍在的，就不能先治其痞，而应先解其表，因为恶寒不罢，是表证未解的缘故。返回来，再看第 48 条的说法：“二阳并病，太阳初得病时，发其汗，汗先出不彻，因转属阳明，续自微汗出，不恶寒……”这里说的“不恶寒”，反映了表邪已罢，而病由表入里，内传阳明。这就说明，作者根据以上两条的“恶寒”去留，而有或汗或下之分。为此，抓住“恶寒”的表证之纲，确有指导临床之价值。

综上所述，太阳病的脉证提纲确有强烈的现实意义。但是又应该看到，脉证之间并非孤立的，而有其相互联系，如其人脉浮，又应有头痛，或者是恶寒。故不可把脉证孤立起来看待，这样，方有利于辨证论治。

二、阳明病的提纲证

阳明，指的是足阳明胃经。两阳合明名曰阳明。吴崑认为，阳明有受纳阳气的作用，其气向里，故主里而又主合。里，在此指胃肠。它是燥热之邪与糟粕相结，而不能排出体外的病变。

第 180 条说："阳明之为病，胃家实是也。"此条中，张仲景不以证候为纲，而以"胃家实"的病理为纲，其涵义包括：一是阳明病所包之证为广，非片言只语所能道尽；二是张仲景有意识地突出了一个"实"字，让人辨证从阳明病实证入手，因为只要辨出实证，也就达到了抓纲之目的。清人尤在泾有感于张仲景胃家实的提法，他说："盖阳明以胃实为病之正，以攻下为法之的。"他的话一锤定音，道破了阳明病的要害。

阳明胃属腑，其生理功能是传化物而不藏。即饮食入胃则胃实，通过胃的腐熟和消化，则使代谢物下移于肠，此时则肠实而胃虚，只有始终保持这种胃肠的虚实交替的程序，才符合阳明腑以通为顺的生理。若胃肠燥热而使津液干涸，糟粕结滞，变成燥屎而不能排出体外，这就使肠实而胃满，腑气不得通顺畅达，则可形成阳明病的燥实诸证。

由此看来，阳明病是因热成燥，因燥成实，故有大便秘结不通的发病特点。大便既然不下，故又可产生腹满不减、绕脐作痛、疼痛拒按等腹部症状，这也是胃肠实证的必见之候。

阳明既燥热内敛，则合势已成，势必逼津外出，或见于手足濈然汗出，或腋下汗出如洗，或逼津偏渗而小便反数，抑或逼津下渗而大便下利清水，色纯青而味极臭秽。津液被劫而外亡，肠胃更无以滋，则大便转燥转甚，故为燥屎已成之征。燥屎虽不能出，然腑气时转，故又有"转矢气"的证候特点。

阳明为盛阳，抗邪力强，若胃气与燥热相争，每于申时则发潮热。潮热者，热来有信，按时而至。此热一见，则大便每多成燥。夫胃络于心，心主神志与语言，故阳明燥实之证多见神昏谵语等候。总的来说，阳明病以实证为主，故以不大便、腹满疼痛、热迫津流、矢气潮热、神昏谵语为辨证根据，其脉则紧而有力，或沉迟有力，舌苔则见黄燥，或生芒刺。

通过以上的证候，反映了阳明病以胃家实为主，这样才能突出阳明为病的特点，从而也就达到了阳明病提纲证的具体要求。

三、少阳病的提纲证

少阳，指的是足少阳胆经。少阳位于胸胁，居于表里之间（叫做半表半里部位）。它能转输阳气，犹如枢轴，故少阳之气主枢。

少阳胆附于肝，内寓相火，性喜疏泄。若少阳受邪，则气郁而火动，迫使胆液上溢则口苦，消灼津液则咽干，风木上扰而为目眩之证。正如第263条所说："少阳之为病，口苦，咽干，目眩也。"少阳病的提纲证，以口苦在前，咽干、目眩在后，反映了口苦在辨证中的重要性。《内经》指出，火之味苦。然他经之火甚少口苦，惟肝胆有火则多见口苦，故口苦反映少阳的邪热有现实意义。然口苦的证候在于医生的问诊，如不问，病人往往不说，临证之时，望勿疏忽。咽干与目眩，临床易被轻视而不察知，殊不知它的辨证意义是极为重要的。

余曾治一慢性肝炎患者，审有口苦与胁痛，服用小柴胡汤。一日患者语余曰：服药后胁痛等证大减，且头晕目眩之疾竟同时得瘳。从此方知仲景所列之提纲证，无一不从实践中来，洵非虚语。

四、太阴病的提纲证

太阴，指足太阴脾经。脾居中州，运化水湿。它有敷布阴气的作用，故太阴之气主开。

太阴为病，脾阳不运，寒湿内困，发为腹满、呕吐、腹中冷痛、大便作泻而饮食不下。正如第273条所说："太阴之为病，腹满而吐，食不下，自利益甚，时腹自痛。若下之，必胸下结鞕。"夫阳明与太阴为表里，阳明主合，其大便秘结而为实证；太阴主开，其大便作泻而为虚证。阳明病之腹满疼痛，在于大便之不通；而太阴病之腹满疼痛，则在于大便之下利。然三阴经病皆有下利，惟"自利不渴者，属太阴"。故太阴病虽吐利互呈，但必以大便下利，方为太阴病的提纲证。为此，在临床上不论什么病，及其时间多久，凡见到腹胀满而又下利益甚的，应先考虑太阴虚寒为病，则庶几近之。

五、少阴病的提纲证

少阴，指足少阴肾。吴崑认为，少阴若精气充满，则脾得其禀而能开，肝得其助而能合，故少阴之气主枢。

病至少阴，累及根本，阴阳两伤，故脉来微细，而症见精神不振之“但欲寐”。正如第281条所说：“少阴之为病，脉微细，但欲寐也。”夫微主阳虚，细主阴虚，微在细前，反映了少阴病虽阴阳两虚，但以阳虚为主。“但欲寐”指欲睡而又不能熟睡，为阳虚阴盛之象。尤在泾说：“夫少阴者，三阴之枢也，阳于是乎入，而阴于是乎出，故虽太阴、厥阴同为阴脏，而其为病实惟少阴为然……仲景特举此者，以为从阳入阴之际，其脉证变见有如此。”由此可见，阳证变阴，传入少阴，阳脉之浮而大者则转为微而细，而目不瞑者则转为但欲寐矣。用此以辨少阴伤寒，则更为紧要，切不可忽视。

曾治一位唐姓患者，年逾古稀，冬月患外感，头痛发热，鼻流清涕，自服成药羚翘解毒丸，前后共进六丸。感觉精神疲惫，手足发凉，乃浼余诊。持脉未久，患者即侧头合目思睡，其脉不浮而沉。余告病家曰：老人阳虚，又屡进辛凉之药，则使肾阳先拔而阴霾用事，恐生叵测。乃急投四逆汤补阳消阴，其病得愈。

从此例看，“但欲寐”诚少阴病之提纲证，古人信不我欺。为此，临证之际，无论何病，凡切到微细之脉，见到欲寐之证，便可断言，病已由阳入阴，由盛转衰，而急温少阴之法，则不得失之交臂。

六、厥阴病的提纲证

厥阴，指足厥阴肝。“两阴交尽，名曰厥阴。”吴崑认为，厥阴有受纳阴气的作用，故厥阴之气主合。

柯韵伯说：“两阴交尽，名曰厥阴，又名阴之绝阳，是厥阴宜无热矣。然厥阴主肝，而胆藏肝内，则厥阴热症，皆少阳相火内发也。要知少阳、厥阴，同一相火，相火入于内是厥阴病，相火出于表为少阳病。”（《伤寒来苏集·伤寒论翼》）由上可见，柯氏只说出了厥阴热证的一面。然厥阴为病，似又不能尽属热证。何以见之？因为厥阴病是病发于阴，故不能离开阴寒而成阳热。所以，这个病正处在阴尽阳生的阴阳转化阶段，属于阴未尽消，阳未尽复，而进退于阴阳之间的一种病变。它以寒热错杂的证候表现，而形成厥阴病的独自特点。厥阴的厥字，有“尽”和“极”的意思。它的阴寒已到了极点，而阳气也到了极衰的地步。然而，事物到了“极”就会发生由量变到质变的“突变”，古人也叫“物穷必变”，意思也差不多的，所以说“极”是事物变化的内在条件。如果不懂这个道理，见到了“变”就不知其所以然，也就不能用辩证法的思想去指导实践。为此，厥阴病在它的阴寒至极之时，也就开始向衰退方面转化，而与阴寒相对立的阳气则反由衰的方面向来复的方面发展。由于阳气一直受阴寒所压抑，当它来复时也必然表现强烈。正如第326条所说："厥阴之为病，消渴，气上撞心，心中疼热……"它反映了厥阴的相火和风阳之邪的汹汹之势。然此证同时又有"饥而不欲食，食则吐蛔，下之利不止"的阴寒未消和脾胃虚寒的病理特点。因此，这个病既不可目为全热，又不得认为全寒。它应是阴阳错杂、寒热混淆的一种疾病，方为正论。固然在厥阴病中亦有单一的热证和寒证，惟其提纲证，则为寒热两兼而缺一不可。为此，凡临床见到的肝热脾寒，或上热下寒，寒是真寒，热是真热，又迥非少阴之格阳、戴阳可比，皆应归属于厥阴病而求其治法。昔者张卿子曾说："尝见厥阴消渴数证，舌尽红赤，厥冷脉微，渴甚，服白虎、黄连等汤皆不救。盖厥阴消渴皆是寒热错杂之邪，非纯阳亢热之证，岂白虎黄连等药所能治乎？"（转引自《伤寒论辑义》）

由此观之，临床见到阳证阴脉，或阴阳之证杂见，而又有气上冲心证的，皆应抓住厥阴病纲领以求辨治之理，则就起到提纲挈领之目的。为此，我认为：学习六经病的提纲证，不但要从理论上进行学习，更重要的是从病人的发病规律去进行研究。经过多次的实践检验以后，才能体会出六经提纲证的科学价值和临床指导意义。

六经病的提纲证是辨证的关键，有系统规律可循。它把398条的辨证方法统属于六经提纲证之下，这对学习全文起到了纲举目张的效果，所以，它的科学成就实不可低估。

第四讲 《伤寒论》的气化学说

研究《伤寒论》六经辨证的理论很多，其中以标本中见的理论去指导六经证治的则称之为气化学说，这个学派的代表则有张隐庵、陈修园等人。气化学说源于《内经》的运气学说，经过伤寒家们的移植和发挥，用以说明六经六气标本中见之理，以反映六经为病的生理病理特点而指导于临床。

为此，阐述这一学说时，必须先从《素问·六微旨大论》谈起。它说："少阳之上，火气治之，中见厥阴；阳明之上，燥气治之，中见太阴；太阳之上，寒气治之，中见少阴；厥阴之上，风气治之，中见少阳；少阴之上，热气治之，中见太阳；太阴之上，湿气治之，中见阳明。所谓本也，本之下，中之见也，见之下，气之标也。"以上的阴阳六气标本理论的建立，为伤寒学六经气化学说提供了理论上的根据（图 1）。

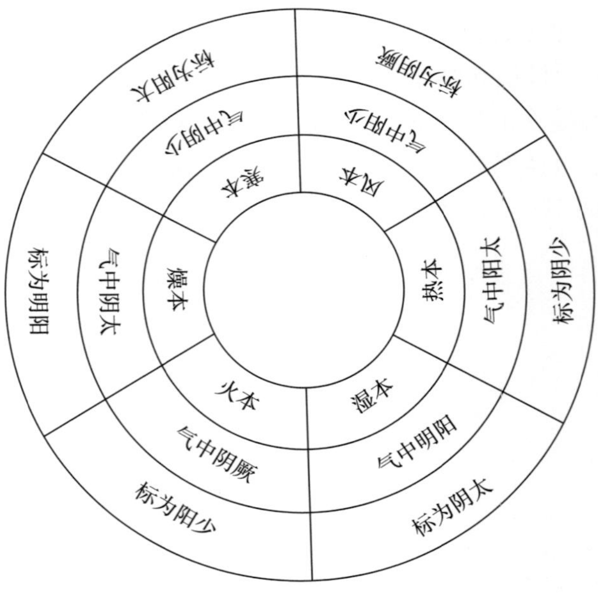

图 1 上中下标本中见图

应当指出的是，《内经》的阴阳气化学说，是古人观察自然界气候知识的说理工具，由于人与天地相应的关系，而有“物生其应，气脉其应”的说法，故可引用气化学说以指导六经标本中见的理论和规律。六经的标本中见方法是(以太阳为例)：足太阳经脉在外而为标，足太阳腑在里而为本，然太阳又与少阴为表里(膀胱与肾，经脉互通)，故太阳膀胱以少阴肾为中气。余经以此类推，而不加繁引(图2)。

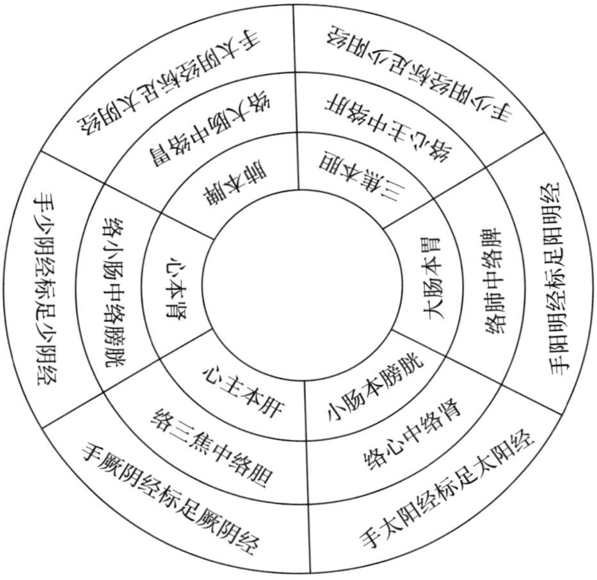

图2　脏腑经络应天本标中气图

六经分阴阳，阴阳为标；六经分六气，六气为本。标本之间所维系的阴阳表里关系，则叫中气。“中气”在六经标本气化中有重要的意义。它能使阴阳配偶，以调节气化的盛衰，则使生机不息，而起到枢机的作用。为此，我认为，标、本、中的关系并非是孤立的，而是一个互相联系的有机体，它们在气化过程中，皆担负一定的气化职责。所以，我们对《素问·至真要大论》中“少阳太阴从本，少阴太阳从本从标，阳明厥阴不从标本从乎中也”的提法，就没必要生搬硬套而死于句下。我又认为古人所说的“从”，乃是相对之言，而非绝对之论。然注家多不能识其理趣，不敢逾越一步，就束缚了它们的作用。比如说少阳本火而标阳，太阴本湿而标阴，标本之气同性，故在运用时，古人或从少阳火气之本，或从太阴湿气之本；用这种以本带标方法，去反映少阳、太阴的病理变化，肯定说是对的。但在从本的同时,古人并非置“中气”于不顾,如果少阳和太阴没有“中气”的环节,则阴阳失偶,使从本之理就不能做到深透和详尽。所以,我们讲求六经标、本、中气化学说时,首先要建立三者之间的有机联系。为了说明问题,现结合六经病的标本中见气化学说分述如下:

一、太阳经病

太阳为寒水之经,本寒而标热,中见少阴之热化。由于太阳标本气异,故有从本和从标之说。然而寒水虽为太阳之本,但它能产生标阳之热,因为太阳“中气”是少阴。少阴之气为热,这个热把太阳寒水温化而为气时,则外出于太阳,达于体表,布濩周身,而起到固表御邪的标阳作用。可以看出,“气”是从水生,“水”则由气化,两者缺一不可,亦见太阳借赖“中气”的气化作用。此外,太阳病中也出现较多的少阴寒证,这并非偶然之事,而与“中气”的气化不及有密切关系,故不可漠然置之,而不加研究。

基于上述,则对太阳的标、本、中应当俱从而为全,不得只限于从标本之一格。如外邪初客于表时,出现的恶寒之证,可理解为从本气之寒;出现发热之证,可理解为从标气之热。若太阳经标之病及于本腑,经标有病则脉浮、发热,本腑有病则口渴而小便不利,治用五苓散,是发汗以利小便之法。若太阳本腑之病及于经标,本腑有病则小便不利、心下满微痛,经标有病则头项强痛、无汗而翕翕发热,治用桂枝去桂加茯苓白术汤,是利小便以解外之法。唐容川对这两条体会颇深,他说:“五苓散重在桂枝以发汗,发汗即所以利水也;此方(指桂枝去桂加茯苓白术汤)重在苓术以利水,利水即所以发汗也。实知水能化气,气能行水之故,所以左宜右有。”(《伤寒论浅注补正·辨太阳病脉证上》)

唐氏所说的“气”而有标阳的涵义,所说的“水”而有本寒的涵义。他既揭示了太阳标本之间发病的关系,又道出了“中气”在发病中的作用,见解极为清新。

二、阳明经病

阳明本燥而标阳,中见太阴之湿化。古人认为阳明不从标本,而从太阴中见之化。因为两阳合明,名曰阳明,则阳气充盛,亦可见矣。故必制之以阴,方使气和而无病,为此,应中见太阴而使平。又阳明恶燥而喜湿,燥得湿则相济为美;若湿太盛,或燥太盛,则不得其平而为病。为此,如果阳明之“中气”不及，则不从中化而从本气之燥化，抑或从标阳之热化，于是则燥热亢盛，而成阳明胃家实证，或阳明热盛之证。由此来看，阳明燥则从本，热则从标，然无不与“中气”之湿不及有关。古人让我们从湿的对立面去认识燥热的问题，这就叫一分为二的辩证法思想。另外，也应看到在阳明病中也有湿的各种病变。张隐庵说：“如阳明病，发热而渴，大便燥结，此阳明之病阳也。如胃中虚冷，水谷不别，食谷欲呕，脉迟恶寒，此阳明感中见阴湿之化也。”张氏虽言寒湿，但湿热诸证自在言外。所以，阳明从“中气”之化的学说，其理甚精。

三、少阳经病

少阳本火而标阳，中见厥阴风木。因其标本同气，故少阳从本气之火以概其标。然少阳为始生之阳，初出于地上，其气尚弱，必须借中见之风阳而鼓动发扬，使少阳之气生升而未艾。然少阳有口苦、咽干、目眩之证，则从本气火化，理固然矣；而“中气”风木之病也自在火中。请看少阳病的头目眩晕一证，非风木之化而何？不独此也，两经在发病中的证候亦颇近似，如少阳病的咽干，与厥阴病的消渴；少阳病的心烦，与厥阴病的心中疼热；少阳病的默默不欲饮食，与厥阴病的饥不欲食；少阳病的喜呕，与厥阴病的吐蛔；少阳病的往来寒热，与厥阴病的厥热胜复。两经在证候上都有貌似神合之象。由此观之，少阳不但从本，亦未尝不从中气之化。

四、太阴经病

太阴本湿而标阴，中见阳明燥化。因其标本气同不悖，故太阴从本以概标。夫太阴从本气之寒湿为病，则寒湿乱于中焦，清浊升降失判，则见腹中胀满、呕吐下利、饮食不下、时腹自痛的证候。然而从辩证法看，太阴寒湿之盛，亦必是中见阳明燥化之不及，阳不胜阴，故寒湿得以留而为病。可见此证与“中气”之盛衰有关，亦不可不知。

五、少阴经病

少阴本热而标阴，中见太阳寒气之化。因其标本之气迥异，故少阴应本标两从。若反映于少阴为病，则有寒化、热化两类。寒证则见手足厥冷，下利清谷，但欲寐等证。热证则见心烦不得卧，下利咽痛等证。

少阴除从标本以外，也与中见太阳有关。如少阴之邪化热而外出太阳时，可见一身手足尽热，以热在膀胱必便血；若少阴之寒搏及太阳时，则可见小便不利而少腹作痛。况少阴以寒证为多见，因兼中气之寒化也。所以，少阴不但有从标本之寒热，亦有从“中气”之寒热也。

六、厥阴经病

厥阴本气为风，标气为阴，中见少阳火气。古人认为厥阴不从标本而从中气。因为两阴交尽，名曰厥阴。阴气到此极尽，则阴极阳生，而从“中见少阳”之化。由阴变阳，以使阴阳相续，而不致绝灭。为此，厥阴为病正处于阴阳转化的变革阶段。所以，它的证候特点以消渴、气上撞心、心中疼热、饥而不欲食、食则吐蛔、下之利不止为主，反映了厥阴病的寒热错杂，阴阳相干，肝胃不和等病证。

由于阴阳胜复的斗争，故可出现厥与热往来，以及或多或少的情况，说明了在阴阳的变革中，正邪相争的具体反映。为此，可以体现厥阴从中见少阳之化的理由，以尽阴阳对立统一、转化与变革的规律。

七、小结

总之，以上通过六经为病的标本中见气化学说，以反映六经六气阴阳气化之机，充分体现了气化学说是伤寒学中一门湛深的理论。但是，对它的研究和运用还很不够，还没能引起学者们足够的重视。还有的人竟视为糟粕和玄学而加以否定，使初学之人受其影响而目之为荒诞之论，以致大法微言，不能发扬光大而引以为憾！

标本中的气化学说，有辩证法思想和唯物论的观点。它能系统地分析六经的生理病理以及发病规律，而指导于临床，为历代医家所重视，这是不无原因的。惜乎！一些伤寒注家囿于《内经》的从本、从标、从中见之言，机械地以公式照搬而去求气化的系统性，这显然是不可能的事。为此，不揣浅陋，提出标、本、中的整体观，又对“中气”在使用中的重要意义进行了阐述，以求得同道们的批评指正。

第五讲　试论桂枝汤的加减证治

一、桂枝汤的适应证

桂枝汤是治疗太阳中风的主方。太阳中风，是指风邪外袭以后，在太阳病的提纲脉证上，又出现发热、汗出、恶风、脉缓等脉证。所以，它和近代医学“脑血管意外”的中风不同。风为阳邪，犯表袭卫，卫阳与风邪相搏，故先见发热。并且发热的出现既迅速而又突出，它与以恶寒为突出临床表现的太阳伤寒证有所不同。卫阳被风邪所伤，失去了卫护肌表、管理汗孔开合的作用，再加上风邪的不断疏泄，迫使营阴不能内守，因而可出现“汗自出”的证候。但是中风的汗出，并不是汗多而连绵不断，而仅是皮肤潮润，以手扪之可知有汗为辨。汗出则更使肌腠疏松不固，卫气随之外泄，反映在脉象上即是缓脉。张仲景在第 12 条对此证作了很形象的描述和很好的说明：脉“阳浮而阴弱”，即指浮取有余，重按不足的浮而缓弱的脉象。“翕翕发热”“淅淅恶风”“啬啬恶寒”，形容像多着衣服那样的发热，像冷水淋在身上一样的怕风，而怕冷又表现出一种畏缩的样子。同时由于风邪外袭，影响了肺气的宣发和胃气的下降，肺气不利则鼻鸣，胃气上逆则干呕。太阳中风的病理可概括为“荣弱卫强”四字。“荣弱”是说荣阴失去卫阳的固护而外泄，反映了正气有不足的一面；“卫强”指风邪犯于卫分，反映了邪气盛实的一面。总的来看，风邪外袭以致荣卫不和，就是太阳中风证最基本的病理特点。

太阳病的中风证当用桂枝汤治疗，但桂枝汤却不仅限于治太阳中风证。如本属太阳伤寒证，经过汗下之后，表邪仍不解，或虽经汗解，但又复感风寒，病在表者，均可以用桂枝汤再行解表。为什么不用麻黄汤呢？这是因为病虽原属伤寒，但已经汗下，尽管表证仍在，也不宜再用峻汗之法。用桂枝汤可解肌发表，调和荣卫，虽发汗祛邪，但又不损伤正气。正如第 57 条说：“伤寒发汗已解，半日许复烦，脉浮数者，可更发汗，宜桂枝汤。”还有一种情况，即有的病人内脏并没有反映什么毛病，只是不时地自汗出，或伴以发热，这是什么原因呢？这是因为“卫气不和”，“卫气不共荣气谐和故尔”。也就是说，虽然病人营气和顺，但卫气不和，不能与营气密切协作，以致营卫各行其是，卫气不能外固，营阴不能内守，因而“常自汗出”,或“时发热自汗出而不愈”。这种既非太阳中风,又“脏无他病”的荣卫不和证,也要用桂枝汤,在发病之前服药取汗,使营卫调和则愈。

桂枝汤由桂枝、芍药、炙甘草、大枣、生姜组成。方中桂枝温通卫阳,配生姜之辛,以解卫分之风邪;芍药味微苦酸,能敛阴和营,配大枣之甘,可滋养营阴之弱;甘草和中扶虚,佐桂、芍以和阴阳。以上五药,内含辛、酸、甘等味。由于辛甘化阳可以助卫,酸甘化阴可以和营,故桂枝汤有调和营卫的功效。本方服法要求药后喝热稀粥,温覆避风,其目的是使谷气内充,既可以助桂枝汤发汗驱除卫分之邪,又可以内资汗源而和营阴之虚。

柯琴在评价桂枝汤时说:“此为仲景群方之魁,乃滋阴和阳、调和营卫、解肌发汗之总方也。凡头痛发热,恶风恶寒,其脉浮而弱,汗自出者,不拘何经,不论中风、伤寒、杂病,咸得用此发汗;若妄汗、妄下,而表不解者,仍当用此解肌。如所云头痛、发热、恶寒、恶风、鼻鸣、干呕等病,但见一症即是,不必悉具,惟以脉弱、自汗为主耳。”

桂枝汤有双向调节的作用。它能发汗以止汗,发汗而不伤正,止汗而不留邪。在外它有调和营卫之功,在内则有调和气血之用。它的特点是以调和中焦脾胃阴阳为主,故可以调节气血、营卫等的不和。观方中五药,如生姜、大枣、甘草,皆为厨中调料,而有健脾开胃之功;且桂枝芳香而味窜,能促进食欲,又有通阳、理气之效。此方乃古《汤液经》之绪余,抑为伊尹之手制欤?

在《伤寒论》113 方中,有桂枝的计 41 方,以桂枝进行加减的则不下 29 方。所以在临床中,桂枝汤的应用机会较多。为此,我们不但应从理论上进行探讨,还必须结合实践加以印证。现将临床有关治疗医案附载于下,以供使用桂枝汤时参考。

二、桂枝汤的临床应用

(一)治疗时发热自汗出

李某,女,53 岁。每天都有两三次发热汗出之证阵阵发作。病程一年,饮食、二便尚可。曾按阴虚发热治疗,服药 20 余剂无效。切其脉缓软,视其舌淡苔白,遂辨为营卫不和之证。夫营卫者,阴与阳也。营卫谐和,则营阴来济卫阳,而热则不发;卫阳来护营阴,而汗则不出。今营卫不和,各行其是,两者不相将,故时发热而自汗出。

治当调和营卫，和其阴阳，使营卫相依则病愈。

为疏桂枝汤方，服后取微汗而瘳。

20 年前，我携中医系同学在京西矿区进行临床实习期间，偶感风寒而患病，症见发热，并在发热时伴有周身出汗，于是自觉烦郁而思凉，然一揭开衣被，则又啬淅畏恶风寒。鼻流清涕，涓涓不止，周身不适，时或干呕，切脉为浮缓。余自知为太阳病之中风证，用桂枝汤原方，如法啜粥取汗而愈。

此后，方对《伤寒论》第 2 条“太阳病，发热，汗出，恶风，脉缓”的叙证次第，有了新的认识和体会。

（二）治疗荨麻疹

一男性患者，60 岁。患荨麻疹，瘙痒钻心难耐，数月不愈。切其脉浮而缓，并见汗出恶风之证，视其舌苔则白润。

辨证：证属风邪稽留肌腠，营卫失和之“风疹”为患。

治法：祛风，调和荣卫。

处方：桂枝汤。

药后啜粥取汗，则痒止疹消，脱皮屑盈掬。

（三）治疗汗出偏沮

孙某，男，39 岁。患左半身经常出汗，而右半身则反无汗，界限分明。脉缓而略浮，舌苔薄白。

辨证：《素问·阴阳应象大论》曰：“左右者，阴阳之道路也。”此证脉浮而缓，为虚风在经，荣卫不调，左右气血不和，以致阴阳乖戾而为病。

治法：解肌发汗，调和阴阳，调谐气血。

处方：桂枝汤。

服后啜粥取微汗，从此其病获愈。

三、桂枝汤的加减应用

桂枝汤的加减应用，仅从《伤寒论》记载看，可分为加味桂枝汤、减味桂枝汤和加减桂枝汤三类。兹分述如下：

（一）加味桂枝汤

1. 桂枝加桂汤　本方由桂枝汤重用桂枝而成。治疗火劫迫汗，针处被寒，核起而赤，必发奔豚，气从少腹上冲于心等证。

崔某，女，50 岁。患病颇奇，自觉有一股气从内踝沿阴股上窜，行至小腹则胀，抵心胸则气短心悸，头出冷汗，少顷气下行，则诸证随减，每日发作两三次，甚为恐怖。其人面色青黄不泽，舌质淡嫩，苔白而润，脉弦数、按之无力。

辨证：此证中医名“奔豚”，然如此证者实属罕见。且奔豚发作，皆因心阳虚于上，坐镇无权，下焦肾之阴邪得以上冲。今阴来搏阳而与之争，故脉虽弦数而按之无力。况弦脉属阴，阴气上逆是以脉弦。当奔豚气所过之处，则发胀、憋气、心悸等证相继出现，亦勿怪其然。舌质淡嫩，则是心阳之虚。

治法：助心阳，伐阴降冲。

处方：桂枝加桂汤，另服黑锡丹 6 克。

共服五剂，其病即止，不再发作。

2. **桂枝加芍药汤**　本方由桂枝汤倍用芍药而成。在《伤寒论》第 279 条，治太阳病下之后，腹满时痛之证。余取其义，用治慢性菌痢有效。录其案如下：

王某，男，46 岁。病见每日大便作痢，达 3 ～ 6 次，不成形，且有红色黏液，兼有里急后重。其脉沉弦而滑，舌质红而苔白。西医诊为慢性菌痢，粪检有红、白细胞。病程延续一年而治疗无效。

辨证：肝脾不调，气血不和。肝木乘脾，脾失运化，则阴阳不得升降，是以腹痛下利而脉弦。此证非寒非热，介于虚实之间，故补之无功，而寒热之治亦无效。

治法：平肝和脾，调其气血，则虽不治痢而痢亦可止。

处方：桂枝加芍药汤。

共进四剂，大便即逐渐成形而愈。

若本方加大黄，叫**桂枝加芍药大黄汤**（亦名**桂枝加大黄汤**），治腹满疼痛，或下利脓血，后重难通等证，而脉弦有力，口不渴者，服之有效。

3. **桂枝加葛根汤**　本方由桂枝汤加葛根而成。治中风汗出恶风，反见项背强几几等证。它有祛风通经和滋润经脉的作用。临床治疗冠心病的胸背作痛，高血压动脉硬化的后脑部疼痛，用之得当均有疗效。

张某，女，26 岁。因乘长途汽车，面朝敞窗，疾风拂面，当时殊觉凉爽。抵家后发觉面肌拘紧，口眼㖞斜。切脉浮，舌苔白而润。

辨证：风中阳明经络。正如《金匮要略》所载“络脉空虚，贼邪不泻，或左或右，邪气反缓，正气即急，正气引邪，㖞僻不遂”之证。

治法：祛阳明经络之风邪。

处方：桂枝加葛根汤，另加白附子、全蝎。

服两剂，汗出邪解，其病遂愈。

4. 桂枝加人参汤（简称新加汤）　本方由桂枝汤加重芍药、生姜用量，再加人参而成。治疗发汗后身疼痛，脉反沉迟等证。余在临床治妇女产后，或行经后，因失血营虚不能充养肢体出现的身体疼痛，脉迟涩无力等证，用此方往往获效。

樊某，女。新产之后忽而身痛，服生化汤无效。随我学习的学员诊为气血两虚的身痛，用十全大补汤亦有效而功不捷。切其脉沉缓无力，视其舌则质淡、苔薄白。嘱改用桂枝汤加人参，三剂而痛止。

学员不解其意，余曰：疗效在于方中的桂枝、生姜能使人参、芍药补气血的作用达于体表。它补而不滞，又可使营卫功能加强，所以疗效为著。

5. 桂枝加附子汤　本方即由桂枝汤加附子而成。治疗发汗后，汗漏不止，恶风，小便难，四肢微急，难以屈伸等证，有固阳摄阴止汗等作用。余认为对老年人阳虚感寒，脉沉而汗出恶风的，用本方加大附子剂量，以温经扶阳，实为正邪兼顾之计。它与麻黄细辛附子汤证的区别在于汗之有无。如服桂枝加附子汤不瘥，则当急固其本，用四逆汤。

6. 桂枝加黄芪汤　本方由桂枝汤加黄芪而成。仲景用其治疗黄疸病脉浮，日久卫虚之证。意在言外，还应当具有发热、汗出的证候在内。此方在临床上治疗末梢神经炎、手足麻木等证也有疗效。

7. 桂枝加栝蒌根汤　即桂枝汤加栝蒌根而成。治疗由于津液不足，太阳经脉燥急所发生的痉证，症见身体强，几几然，脉沉迟者。它与葛根汤对比，有脉浮与脉沉、口渴与不渴之别。

8. 桂枝加厚朴杏子汤　本方由桂枝汤加厚朴、杏子而成。治疗太阳病中风证兼见气喘。临床凡见气喘因外感风寒，脉浮而缓，舌苔白者，均可施用。此证之喘若与麻杏甘石汤证相比，则有寒热之异；若与麻黄汤证相较，则有虚实之别。

（二）减味桂枝汤

桂枝去芍药汤　本方治疗太阳病，下之后脉促，胸满之证。临床用于心脏病伴发胸满、短气、咳嗽等证，也同样有效。

（三）有加有减桂枝汤（即加减桂枝汤）

1. 桂枝去桂加茯苓白术汤　本方治疗服桂枝汤，或下之，仍头项强痛，翕翕发热，无汗，心下满微痛，小便不利之证。余用此方治疗“水悸”与“水痞”，腹诊时有腹肌痉挛的，有效。昔陈修园于嘉庆戊辰治“吏部谢芝田先生令亲，患头项强痛，身疼，心下满，小便不利，服表药无汗反烦，六脉洪数。初诊疑为太阳阳明合病，谛思良久，曰：前病在无形之太阳，今病在有形之太阳也。但使有形之太阳小便一利，则所有病气俱随无形之经气而汗解矣。用桂枝去桂加茯苓白术汤，一服遂瘥……”（《长沙方歌括》卷三）

2. **桂枝去芍药加蜀漆牡蛎龙骨救逆汤**　本方治火劫迫汗，心胸阳虚，促使痰水之邪上迷心窍，发为惊狂卧起不安等证。余师其说，用治精神分裂症，舌淡苔润的，试之有效。服药后，有的病人有作吐的反映，亦不可不知。

3. **桂枝去芍药加附子汤**　此方治疗太阳病，下之后脉促胸满，而又有阳虚恶寒等证。余宗其义，治疗心胸阳虚，寒邪凝滞的胸痹，亦有疗效。今录治案如下：

王某，男，46岁，建筑工人。多年来胸中发满，甚或疼痛，遇寒冷气候则甚，并伴有咳嗽气短等证。切其脉沉弦而缓，握其手则凉，询其小溲则清长，视其舌质淡嫩，苔白略滑。

辨证：心阳不振，阴霾布于胸中，气血为之不利，然亦胸痹之证类也。

治法：温补心阳，以解寒凝。

处方：桂枝去芍药加附子汤。

连服六剂，证情逐渐减轻，多年胸中闷痛从此得以解除。

综上所述可见：桂枝汤既能解肌发汗，又能调和气血营卫、脾胃阴阳，以及下气降冲，扩张血脉，缓解痉挛，故其加减之法不胜枚举，仅列以上数例，以资参考而已。

第六讲　试论麻黄汤的加减证治

一、麻黄汤的适应证

麻黄汤是治疗太阳伤寒的主方。太阳伤寒，是指寒邪外袭以后，在太阳病提纲证上，又出现身疼、腰痛、骨节疼痛、恶寒、发热、无汗而喘等证。所以它和近代医学的“肠伤寒”不同。寒邪，在六淫邪气中属于阴邪，侵犯人体最易损伤阳气。人体阳气被寒邪所伤，失去正常的温煦作用，所以必见恶寒。太阳伤寒的恶寒是很严重的，即使多穿衣、多盖被，或者烤火取暖，也常常是不得缓解。寒主凝滞、主痛，又主收引，故除恶寒之外，还见各种疼痛之证。外感寒邪，营卫凝涩不利，皮毛腠理敛缩闭塞，所以身上不出汗，即扪其皮肤灼热烫手，但无丝毫汗意可言，这在诊断上很有价值。“肺之合皮也，其荣毛也”，皮毛汗孔被寒邪闭郁，肺气也就不得宣发，肺气失宣，则气逆作喘；若影响到胃气的和降，还可见到呕逆。此证无汗而表实，且为寒邪所伤，使脉紧而有力，故脉浮紧而异于中风之浮缓。桂枝证与麻黄证均属太阳病，故脉浮，头项强痛，而恶风寒是它们的共见证。但桂枝证为表虚，以汗出、恶风、脉浮缓为主；麻黄证为表实，以无汗、恶寒、身疼、脉浮紧为主。两者有所不同，不可混淆。

麻黄汤由麻黄、桂枝、杏仁、炙甘草四味药组成。麻黄辛温，可发散风寒，开腠理而发汗，宣肺平喘；桂枝通阳解肌，助麻黄发散风寒；杏仁苦温利肺，助麻黄宣肺平喘；甘草则调和诸药而护正。本方为辛温发汗之峻剂，但麻黄与甘草的剂量之比以三比一为准，如此服之方能奏发汗之效。

二、麻黄汤的临床应用

麻黄汤不仅是发汗解表药，而且也是治喘的圣药。全世界的医生大都知道麻黄能治喘，但它们大都不知道第一个提出麻黄治喘的或许是我国后汉时期的张仲景，这也说明了中医药学确是一个伟大的宝库。麻黄汤除发汗平喘之外，还治“痹痛”以及各种寒性疼痛之证，所以，后世凡治痹证疼痛都离不开麻黄就可以想见了。本方对后世的影响很大，现仍有实用价值，不得忽视。

我于 1967 年随医疗队去甘肃省，时值隆冬季节，因冒受风寒而患“伤寒”证，周身关节无处不痛，恶寒特甚，体温 39.8℃，无汗，咳嗽，脉浮紧。我自己开了一张麻黄汤方，服药后躺在火炕上发汗，约一时许，通身汗出而愈。

据医案记载，本方还有催生的作用，这是因为在冬季寒冷之时，产妇受寒，气血收缩而致分娩困难。若投以麻黄汤则寒散气和，血脉流通，而达到治疗目的。

三、麻黄汤的加减应用

麻黄汤的加减应用，为治疗伤寒各种兼证而设，如推而广之，也可治疗各种杂病。如以伤寒兼证而言，其中包括伤寒挟水饮咳喘的小青龙汤证，兼阳郁不伸而烦躁的大青龙汤证，以及兼太阳经输不利的葛根汤证。如以杂病而言，小青龙汤则能治支饮，大青龙汤则能治溢饮，而葛根汤又能治“刚痉”等证。

（一）小青龙汤

本方治疗伤寒又兼夹水饮之证。《伤寒论》把它的病机概括为“伤寒表不解，心下有水气”。“伤寒表不解”，是说有恶寒、发热、无汗、身疼、腰痛等太阳伤寒表证存在。“心下有水气”，是指素有水饮内停犯胃，胃气不降则上逆作呕。外寒内饮，上射于肺，肺失宣降则咳喘。由于水邪变动不居，可随气机升降而到处为患，故可见水寒停于下的小便不利、少腹满；水寒壅滞于上，阻碍气机的噎；水饮内停，气不化津的口渴等或见之证。因属寒饮为病，所以脉弦，苔白而润滑。如从痰上辨证，多咳吐清稀泡沫样痰，落地成水，或痰寒而亮，如鸡蛋清状。这些脉证对本证的辨别有重要意义。治用小青龙汤，外解风寒，内散水饮。

小青龙汤由麻黄、桂枝、芍药、细辛、干姜、半夏、炙甘草、五味子组成。方中用麻黄发散风寒，平喘利水；配桂枝，可增强通阳宣散的功能；干姜、细辛能散寒化饮；半夏祛痰降逆；炙甘草扶正和中；恐辛散太过，反耗伤正气，故用五味子酸收，以保肺肾之气；又以芍药酸苦微寒，敛营阴而防动血。如此配伍，可使邪去而正气不伤。

本方在临床上并不限于治疗表寒内饮证，即使没有表证，但只要属于寒饮咳喘，就可加以使用。若寒饮有化热趋势，如见烦躁而喘的，可在方中加生石膏。只要辨证准确，临床使用本方多可收效。但因它不仅能发散阳气，又能伤阴动血，虽有五味子、芍药之护正，仍不宜久服；对某些心脏病、肺结核的咳喘，更应慎用。

记得有一次带同学在门诊实习，治一男性患者，咳喘痰多而不能平卧。视其面色黧黑，舌苔白滑，脉则弦劲，吐稀白泡沫痰。辨为寒饮射肺之证。时值冬季，气候凛冽，为疏小青龙汤原方两剂，患者去后不复来诊。次年春，患者又来门诊，请余诊病。视其面色夭然不泽，身体殊羸弱，乃问其故。

患者曰：去年冬服药见效，已能夜间平卧，痰喘俱减，喜不自胜，自照原方继服十余剂，遂发生头晕、心悸、夜不成寐等证。冬至节后，忽而发生鼻衄，来势汹涌，不能自止，于同仁医院电烙止血。然失血太多，疲劳为甚，故又来诊治。余曰：前服之药为小青龙汤，虽能散寒饮，亦能动阳气。久服之后，下伐根本，而使少阴精气不藏，故伤阴动血，则已势所必然。

乃用人参养荣汤加龙骨、牡蛎等药，服数十剂，体力方渐渐恢复。

（二）大青龙汤

本方治疗当汗不汗，表邪郁遏不解，以致阳郁化热，而形成的“不汗出而烦躁”的表寒兼内热证候。表寒不解，所以脉浮紧、发热恶寒、身体疼痛等证俱在。当汗不汗，卫阳被遏而化热，阳热内扰，故见烦躁。这里的表寒与内热虽是两种不同的病理变化，但二者之间有着密切的内在联系。《伤寒论》中所说的“不汗出而烦躁”，就指出了烦躁是由于不得汗出，阳郁不宣所致。单是表寒不解，只用麻黄汤发汗就可以了。本证是外寒兼内热，所以麻黄汤已不适用，而当用大青龙汤外解风寒，内清烦热。

大青龙汤是由麻黄汤倍用麻黄，再加生姜、大枣、生石膏而成，因此可以说是麻黄汤的加味方。方中重用麻黄，助以桂枝、生姜，发汗以解表；用杏仁利肺气，助麻黄之宣发；生石膏辛甘大寒，配麻黄解肌以开阳气之郁闭，并能清热除烦；甘草、大枣能和中扶正，在发汗剂中还有资助汗源的作用。

大青龙汤属发汗峻剂，体质壮实者可用，体质虚弱者则不可用。如病人脉微弱，汗出恶风，属于中风表虚的，也不能用。如果误用，可因发汗太多，以致发生四肢厥逆，肌肉跳动的亡阳之变。为防止汗多亡阳，张仲景特别在方后注中说：“汗出多者，温粉粉之。一服汗者，停后服。”“温粉”即炒温的米粉，可扑在身上，用以止汗。

有一位姓邱的医生在我院旁听“伤寒论课”，当讲到大青龙汤证时，他介绍了用本方的一例验案：他家乡一壮年社员，在抗旱打井时，于遍身汗出如洗的情况下，缒绳下井。井底则寒气逼人，顿时汗消，随之即病。症见：发热、恶寒，一身疼痛，烦躁难耐等。邱认为属大青龙汤证，但考虑时值暑夏，又不敢贸然进药。

后在其他医生的鼓励与协助下，他给病人开了一张大青龙汤方。仅服一煎，病人即遍身汗出，热退身凉而神安。

某女，32 岁，北京人。患手肿臂疼之证，经久不愈，颇以为苦。来诊时抬手诊脉亦觉吃力。经各种治疗，皆无效。脉浮弦劲，舌质红而苔水滑，二便、饮食均可，经水亦调。问其病因，自述天冷洗衣，水凉而手寒，洗几次后，便觉臂疼手肿，酸楚不支。

辨证：水寒之邪郁遏阳气，不得宣泄，因而气滞水结，与“溢饮”之证相符。因其舌红而绛，身体又壮，故可发汗清热以祛饮。

处方：大青龙汤原方。

服一剂，即汗出而安。

（三）**葛根汤**

本方可解表滋液，疏通经脉，用于治疗太阳被寒邪所伤，经脉不利，而见“项背强几几，无汗恶风”等证。

葛根汤由葛根、麻黄、桂枝、生姜、芍药、炙甘草、大枣组成。方用葛根，既能解肌表之邪，又能升津液，濡养筋脉，以缓项背之拘急；麻黄、桂枝、生姜辛温散寒，可发汗解表；芍药佐葛根，可利血脉以缓筋急；甘草、大枣和营卫而守中，也可制约麻、桂之过散。此方服后，往往出现后背发热，继之而背上汗出，次遍及全身，而项背之强急即愈。

太阳病为邪在表，在表者当汗而发之，故以有汗为表虚，治用桂枝汤类；无汗为表实，治用麻黄汤类。虽未尽汗法之全，庶可以一隅而反三。

第七讲　试论苓桂剂的加减证治

苓桂剂，是指《伤寒论》中以茯苓、桂枝为主药的方剂，包括苓桂术甘汤、苓桂姜甘汤、五苓散等方剂在内。为使本讲内容更为完备，也将《金匮要略》中的苓桂剂和自制之方补充进来。苓桂剂主要是用来治疗水气上冲证的，此病为常见病和多发病，历代医家都比较重视，在临床治疗上也有所发展。水气上冲证，散见于《伤寒论》与《金匮要略》，而张仲景提出了基于以苓桂为主药的一类方剂的相应治法。但文中的苓桂诸方证分列于不同的疾病篇章，缺乏系统归纳和有机联系，使人难以掌握全面。为此，综合各条有关方证，结合个人临床体会，将苓桂剂在临床中的加减运用加以论述，以治疗包括太阳病腑证在内的各种有关水气的疾患。

一、水气的概念

古人对水气的概念，认识颇不一致。有人认为水气是水之寒气，如成无己注水气上冲时说："水寒相搏，肺寒气逆"；也有人认为水气即水饮，如钱天来注："水气，水饮之属也"。我认为上述两种不同的见解，似乎各自说对了一半，因为水与寒、水与饮，往往协同发病，水指其形，寒指其气，饮则指其邪，二者相因，故不能加以分割。

水气的概念，应是既有水饮，又有寒气，这样去理解，则比较恰当。

二、水气上冲的证机

水气上冲的证机与心、脾、肾的阳气虚衰有关，而心阳虚衰又为发病的关键。

心属火，为阳中之阳脏，上居于胸，能行阳令而制阴于下。若心阳不足，坐镇无权，不能降伏下阴，则使寒水上泛，而发为水气上冲。同时，脾气之虚，不能制水于下，水无所制，也易上冲而为患。另外，肾主水而有主宰水气的作用，如肾阳不足，气化无权，不能主水于下，则亦可导致水气上冲。由此可见，水气上冲，实与心、脾、肾三脏阳气之虚有关，其中尤以心阳虚不能降伏下阴而为前提。

水气上冲的起点有二：一是由"心下"往上冲，一是由"脐下"往上冲。

气由心下往上冲的，多因心脾气虚；气由脐下往上冲的，多因心肾气虚。至于对此证的辨认，典型的则可出现明显的气由下往上冲动的感觉；不典型的，虽不见明显的气冲之感，但从下往上依次出现的或胀、或满、或悸等等见证十分明确，故也不难辨认为水气上冲证。

心下的水气上冲证：由于水寒之气先犯心下的胃脘部位，则胃中胀满；若再上冲于胸，因胸为心之城郭，阳气之所会，今被水寒所抑，则自觉憋闷；胸又为心肺所居之地，水寒之气犯胸，则心肺必蒙其害，若肺气受阻则咳嗽、短气，若心阳被凌则心悸不安；若水气再上冲于咽喉，则气结成痹，犹如“梅核气”状，自觉一物梗塞喉间，吐之不出，咽之不下；如水气再往上冲，必冒蔽清阳之气，症见头目眩晕，动则为甚。头面部的眼、耳、鼻、舌皆属清窍，借赖清阳之气的温养，则耳聪目明，鼻闻香臭，口知滋味。今浊阴之气冒蔽清阳，清阳之气不能温养清窍，则往往出现耳聋、目障、鼻塞、口失滋味等证。因此，水气上冲每有眼、耳、鼻、喉等的病变出现，务须注意。

脐下的水气上冲证：由于心肾阳虚，以致水寒之气得逞，遂发为水气上冲之证。此证因水与气搏，其先驱症状必见脐下悸动，而小便不利。如不及时治疗，则气从脐下上冲咽喉，来势突然，其行甚速，凡气所过之处，或胀，或悸，或窒塞，皆历历有征，古人叫做“奔豚气”。尤以冲至咽喉，每每使人憋闷、窒息、出冷汗，而有如面临死亡的一种恐怖感出现，然少顷则气衰下行，其证也随之而减。

除了上述两种水气上冲的特点以外，还可从色诊、脉诊进行诊断，这也是十分必要的。

（一）色诊

水为阴邪，上凌于心，心之华在面。今阴邪搏阳，营卫凝涩，心血不荣，故其人面带虚浮，其色黧黑，或出现水斑（额、颊、鼻柱、口角等处，皮里肉外，出现黑斑，类似色素沉着）。昔陈修园望丁攀龙“面上皮里黧黑，环唇更甚，卧蚕微肿，鼻上带些青色。余直告之曰：君有水饮之病根，挟肝气而横行无忌”（《长沙方歌括》）。质之于丁，其证情果如陈氏所言。此证又因心阳先虚，舌质必见淡嫩，水从下而上，苔则水滑而主津液不化。

（二）脉诊

仲景认为，水气上冲脉当沉紧，质诸临床，紧当弦体会为是。盖弦与紧，古人有时互相借用。沉脉主水，弦脉主饮，两脉皆为阴，故可反映水寒之邪为病。

以上所述水气上冲之证，如见一证两证，而色脉相应时，便可辨为水气上冲，大可不必诸证悉备。

三、水气上冲的证治

凡水气上冲，从心以下而发的，治当温阳降冲，化饮利水，方用茯苓桂枝白术甘草汤。本方由茯苓、桂枝、白术、炙甘草四药组成。方中以茯苓、桂枝为主药，白术、甘草为配伍药。茯苓在方中有四个方面的作用：一是甘淡利水以消阴，二是宁心安神而定悸，三是行肺之治节之令而通利三焦，四是补脾固堤以防水泛，故为方中主药，列于首位。桂枝在本方中则有三方面的作用：一是通阳以消阴，二是下气以降冲，三是补心以制水，亦为方中主要药物，列于第二位。此方如有茯苓而无桂枝，则不能化气以行津液；如有桂枝而无茯苓，则不能利水以伐阴。所以苓桂相须相成，而缺一不可。至于白术则协茯苓补脾以利水，甘草则助桂枝扶心阳以降冲。诸药配伍精当，疗效确切，故为苓桂诸剂之冠。下边的加减诸证皆从此方证演绎而来。

（一）苓桂术甘汤治验

陈某，女，52 岁。大便秘结，五六日一行，坚如羊屎，伴有口干渴，但又不能饮。自觉有气上冲，头晕，心悸，胸满。每到夜间上冲之势加甚，而头目昏眩则更甚。周身轻度浮肿，小便短少不利，面部虚浮，目下色青，舌胖质淡，舌苔水滑。

辨证：心脾阳虚，水气上乘阳位，水气不化，津液不行，则大便秘结而小便不利。水气上冲，阴来搏阳，故心悸、胸满、眩晕。水邪流溢，则身面浮肿。

治法：温通阳气，伐水降冲。

处方：茯苓 30 克　桂枝 10 克　白术 10 克　炙甘草 6 克

服两剂，头晕、心悸与气冲之感均减，这是水饮得以温化的反映。二诊乃于上方更加肉桂 3 克，助阳以消阴；泽泻 12 克，利水以行津。服两剂，口干止，大便自下，精神转佳，冲气又有进一步的减轻。三诊转方用苓桂术甘汤与真武汤合方：

桂枝 10 克　茯苓 24 克　猪苓 10 克　生姜 10 克　附子 10 克　白芍 10 克

服至三剂，诸证皆除，面色亦转红润，从此获愈。

（二）苓桂杏甘汤治验

苓桂杏甘汤，即于上方减白术加杏仁而成。此方治水气上冲，迫使肺气不利，不能通调水道，而见小便困难、面目浮肿以及咳喘等证。

1980 年，我带 78 级研究生在门诊实习，治一老年妇女，咳嗽而微喘，面目浮肿，小便较短。曾服药不下百余剂而面肿迄未消退。切其脉弦，舌略胖，苔水滑。

辨证：水气乘肺，则咳而微喘；肺气不能通调水道，则小便不利而面肿。

治法：通阳下气，利肺消肿。

处方：茯苓 12 克　桂枝 10 克　杏仁 10 克　炙甘草 6 克

患者见方仅四味，又皆普通药物，甚疑其效。然服五剂，则小便畅利，面肿消退，咳喘皆平而愈。

（三）五苓散治验

五苓散，即苓桂术甘汤减甘草，加猪苓、泽泻而成。此方能治“渴欲饮水，水入则吐”的水逆证（为水气上冲之一），以及“脐下有悸，吐涎沫而癫眩”的癫痫。

王某，男，18 岁。自觉有一股气从小腹上冲，至胃则呕，至心胸则烦闷不堪，上至头则晕厥、不省人事。少顷，气下行则苏醒，小便少而频数。其脉沉，舌淡嫩，苔白润滑。

辨证：心脾阳虚，气不化津，发为水气上冲之证。水气上冒清阳，故有癫痫发作。脉沉主水，舌淡主心阳虚，小便不利主水气不化。故知此证为水气所致。

治法：利水下气，通阳消阴。

处方：茯苓 30 克　泽泻 12 克　猪苓　白术　桂枝各 10 克　肉桂 3 克

服三剂，病发次数见减，小便通利。继服六剂，病除。

（四）苓桂味甘汤治验

苓桂味甘汤，即苓桂术甘汤减白术，加五味子而成。此方一是治疗肾气素虚之人，因误服小青龙汤发动肾气，引发肾气不摄，气从少腹上冲于胸；甚或为上厥巅疾，头目眩冒，面赤如醉，心悸，脉结，少气而喘等证。二是治老人下虚，不主摄纳，饮从下泛，气阻升降而为喘咳之变。昔叶香岩用本方，或另加姜枣治疗此证，效果非常理想。因为他从甘温化饮、酸温纳气为治，故深得仲景治病之法。《临证指南医案》载有此案，可以作为借鉴，故不多录。

（五）苓桂姜甘汤治验

苓桂姜甘汤，原名为茯苓甘草汤。为了便于记忆，故易今名而收于苓桂剂群之内。

此方即苓桂术甘汤减白术、加生姜而成。其治疗水饮潴留于胃，迫使气与饮搏，而症见心下悸动不安。若胃中水饮上逆，则可出现"水吐"；若胃中水饮下流于肠，则可出现"水泻"；若胃中水饮阻遏清阳不达四肢，则见手足厥冷，名叫"水厥"。

农民陈某，男，26 岁。因夏天抗旱，担水浇地，过劳之余，汗出甚多，口中干渴殊甚，乃俯首水桶而暴饮。当时甚快，未几发现心下悸动殊甚，以致影响睡眠。屡次就医，服药无算，然病不得除。经友人介绍，请余诊治。令其仰卧床上，以手扪其心下，则跳动应手，如是用手振颤其上腹部，则水在胃中漉漉作响，声闻于外。余曰：此振水音也，为胃中有水之征。问其小便尚利，脉弦而苔水滑。

处方：茯苓 12 克　桂枝 10 克　生姜汁一大杯　炙甘草 6 克

嘱用煎好药汤兑姜汁服。服后便觉热辣气味直抵于胃，而胃中响动更甚。不多时觉腹痛欲泻，登厕泻出水液甚多，因而病减。照方又服一剂，而悸不发矣。

（六）苓桂枣甘汤治验

苓桂枣甘汤证，是心阳上虚，寒水下动，待发未发，先见"脐下悸""欲作奔豚"，也就是水气之邪从脐下上冲的一种。予苓桂术甘汤减白术、加大枣，并增添茯苓的剂量，用甘澜水煮药，服之则愈。此方治"奔豚"已发亦同样有效。奔豚证：气从少腹上冲咽喉，憋闷欲死，使人精神紧张，而气冲所经之处，或胀、或悸、或窒，皆历历有征；少顷，气往下行，其证则减。

郭某，男，56 岁。患奔豚气证，发作时气从少腹往上冲逆，至心胸则悸烦不安，胸满憋气，呼吸不利，头身出汗，每日发作两三次。切其脉沉弦无力，视其舌质淡而苔水滑，问其小便则称甚少，而又有排尿不尽之感。

辨证：水气下蓄，乘心脾阳虚而发为奔豚。考《伤寒论》治奔豚有两方，若小便不利者，则用本方为宜。

处方：茯苓 30 克　桂枝 12 克　大枣 12 枚　炙甘草 6 克

嘱患者以大盆贮水，以杓扬水，待水面有珠子五六千颗相逐时，用以煮药。

患者服两剂，小便通畅而“奔豚”不作。转方又用桂枝 10 克、炙甘草 6 克 以扶心阳，其病得愈。

以上列举六个苓桂剂加减治案，在于使人随证加减，触类旁通，以见圆机活法之妙。然余有所思焉，以今之各种心脏病，就余所诊，其中有相当一部分是属于水气上冲证者。而目前治冠心病者，又仅守活血化瘀之一法，美则美矣，而法未尽也。如能从水气上冲证中补其所缺，则思过半矣。

（七）苓桂杏苡汤治验 *

苓桂杏苡汤，即苓桂术甘汤减白术、甘草，加杏仁、苡米而成。本方治水邪上逆，兼挟湿浊，水湿相因而为病。症见：咳嗽多痰，头重如裹，胸满似塞，小便不利，周身酸楚，不欲饮食等。

曾治一李姓患者，年已八旬开外，然身体犹健，生活尚能自理。入冬以来，即时觉胸满、气短、咳嗽吐白痰，周身酸懒，不欲行动。不喜肥甘，喜欲素食。切其脉弦缓无力，视其舌质淡而苔白腻。

辨证：心胸阳虚，阴霾用事，是以胸满而气短；水湿皆盛，化而为痰，阻于肺则咳而吐痰；滞于胃，湿浊不利，故不欲食肥甘而欲素食。

治法：通阳化饮，渗利水湿。

方药：茯苓 12 克　桂枝 10 克　杏仁 6 克　焦苡米 12 克

此方服六剂，则诸证皆减。转方用五味异功散巩固疗效，以善其后。

（八）苓桂芥甘汤治验 *

水为阴邪，性本就下。若发为上冲，亦有因于肝气激扬使然。清人张令韶、陈修园等人注释苓桂术甘汤证有“脾虚而肝乘之，故逆满”的说法，是有一定道理的，可供参考。据此，余在临床治疗水气上冲，而有肝气作嗳、头晕目胀，又以夜晚为甚、脉沉弦等症时，则予苓桂术甘汤减白术，又加白芥子 3 克，使其疏肝下气，开阴凝之邪，每收功效。

曾治一曹姓妇女，43 岁。胸胁发满，入夜为甚，头目眩晕，心悸气短，时时作嗳，而易发怒。问其月事，则经来过期，而且小腹作胀。脉沉弦，舌

* 表示引自张仲景之后诸家医方。下同。

苔水滑，面色黧青。

辨证：水气上冲，兼挟肝气，是以气血不和而嗳气、腹胀，月经后期也。

治法：温阳化饮，疏肝理气。

处方：茯苓 12 克 桂枝 10 克 白芥子 3 克 香附 6 克 炙甘草 6 克

此方续服六剂，诸症皆减，尤以嗳气不作，而胸胁敞快。转方以小剂桂枝茯苓丸为汤，另加郁金、香附等解郁之药而获全绩。

（九）苓桂茜红汤治验 *

苓桂茜红汤，即苓桂术甘汤减去白术、甘草，加红花、茜草而成。此方为余手制，常用于某些冠心病患者。他们既有水气上冲的证候，复有心前区疼痛控背及手指发麻等气血瘀阻的证候。此方用苓桂通阳化饮，红花、茜草活血脉而行瘀滞。根据临床观察，服后疗效颇显。

例如，曾治太原曹某，自称患有冠心病。最近头晕，胸满且疼，控及后背。切其脉弦，视其舌边有瘀血斑，而苔则水滑欲滴。余辨为水气上冲，挟有血脉瘀滞，而思出此方，姑且试之。病人连服五剂，竟觉症状大减，喜出望外。

从此，余在临床又用过几次，也同样有效。并且，如遇患者血压偏高，可加用牛膝 10 克，有很好的降压作用。

（十）苓桂龙牡汤治验 *

苓桂龙牡汤，即苓桂术甘汤减白术，加龙骨、牡蛎而成。此方治疗水气上冲，兼见心中惊悸，睡卧不安，头晕耳噪，夜不成寐等症。

陆某，男，42 岁，因患冠心病住院。经治两月余，病情未解。其症为心前区疼痛、憋气，心悸，恐怖欲死。每当心痛发作，自觉有气上冲于喉，则气窒殊甚，周身出冷汗。脉弦而结，舌淡苔白。

辨证：此系心阳虚衰，坐镇无权，水气上冲，阴来搏阳，而使胸阳痹塞，则心胸作痛；水气凌心，则心悸而动；心律失调，则脉弦而结；阴霾密布，胸阳不振，故胸中憋气而喉中窒塞；水邪发动，肾阳失于约束（肾志为恐），则其人恐怖欲死。

治法：通阳下气，利水宁心。

处方：茯苓 18 克 桂枝 10 克 炙甘草 6 克 龙骨、牡蛎各 12 克

服三剂，心神得安，气逆得平，但脉仍结，并伴有明显的畏寒肢冷现象。转方用真武汤加桂枝、甘草而逐渐康复，因而出院。

第八讲　试论白虎汤类的加减证治

白虎汤类，指的是白虎汤、白虎加人参汤、白虎加桂枝汤、竹叶石膏汤、白虎加苍术汤、玉女煎、化斑汤七个方剂。这七个方剂以白虎汤为代表，其余六方皆是在白虎汤的基础上加减变化而成。

一、白虎汤

白虎汤是治阳明热证的主方。阳明热证，是指阳明里热炽盛，但尚未敛结成为腑实，热在阳明气分而弥漫全身，充斥内外，表现为表里俱热的一种证候。阳明热证与阳明腑实证比较，腑实证可以说是有形之里实，而热证则是无形之里热。因热证之身热来自于里，并非邪在经表，故也不同于阳明经证。

阳明里热，弥漫全身，充斥内外，故一身表里皆热；热盛迫津外泄，故汗出；热盛津伤，故口燥舌干，烦渴而喜冷饮；阳明热甚，气血沸腾，故脉洪大或浮滑而数。以上所述大热、大汗、大渴、脉洪大，即“四大证”，可以说是阳明热证的典型证候，也是阳明热证的辨证要点，其中尤以烦渴和汗出为使用本方之主要根据。

白虎汤由石膏、知母、甘草（炙）、粳米四味药组成。方中石膏大寒，善清阳明气分之热而不伤津；知母苦寒而润，既能清热，又能滋助肺胃之阴；粳米、甘草滋养胃腑气液，以免中寒之弊。四药合用，共奏清热生津之功。

孙某，女，3 岁。出麻疹后高热不退，周身出汗，其汗出情况，即一身未了，而又出一身，随拭随出，可以目见。因思仲景所说“濈然汗出”，证何其似也。患儿口渴唇焦，饮水不辍，切其脉滑数，视其舌则见薄黄。

辨证：此为阳明气分热证，迫津外渗所致。

治当清热生津，以防痉厥之变。

处方：生石膏 30 克　知母 6 克　甘草 6 克　粳米一大撮

服一剂，即热退身凉，汗止而愈。

郑某，男，22 岁。外感时邪，高热神糊，手足厥冷如冰，且时时索水喝，睡则呓语频作。切其脉洪大任按，视其舌质绛而苔黄；问其二便，尚皆通顺，唯小便色黄。

辨证：此为阳明“热厥”之证，热邪有内闭之危。

治当辛寒重剂，以清阳明之热，佐以芳开，以杜邪传厥阴心包之路。

处方：生石膏 30 克　知母 9 克　甘草 6 克　粳米一大撮　广犀角[1] 3 克　菖蒲 3 克　连翘心 3 克　郁金 3 克

此方共服两剂，则热退厥回，病愈而安。

二、白虎加人参汤

白虎加人参汤治疗阳明表里俱热，表现为口干舌燥、烦渴特甚，以致“欲饮水数升”的同时，更见“时时恶风”“背微恶寒”，或大渴而脉按之则芤。这说明大热所及，不仅伤津而且耗气。阴津大伤，无液以滋，故口舌干燥、烦渴不解；元气受损，无以卫外，故时时恶风，背微恶寒；热盛而气阴不足，故脉大而芤。此时若单用白虎汤清热，显然不足胜任，应加人参以益气生津，正邪两顾为妥。

案一：李某，男，52 岁。患糖尿病，口渴多饮，饮后复渴，似有水不解渴之感。尿糖阳性，血糖超出正常范围。其人渴而能饮，但饮食并不为多，大便亦不秘结。问其小便则黄赤而利，然同饮入之水量比则少。脉来软大，舌红无苔。

辨证：此为肺胃热盛，气阴两伤之证。此病当属“上消”。

治当清上、中之热而滋气阴之虚为宜。

处方：生石膏 40 克　知母 10 克　甘草 6 克　粳米一大撮　人参 10 克　天花粉 10 克

此方共服五剂，则口渴大减，体力与精神均有好转。化验血糖与尿糖，程度减轻。转方用：沙参 12 克，玉竹 12 克，麦冬 30 克，花粉 10 克，太子参 15 克，甘草 6 克，知母 6 克。

此方服十数剂，病情明显好转，后以丸药巩固疗效。

案二：林某，女，38 岁。夏日午睡后，昏不知人，身热肢厥，汗多，气粗如喘，不声不语，牙关紧急。舌苔黄燥，脉象洪大而芤。

辨证：病属暑厥。暑为大热之邪，燔灼阳明，故见身热炽盛；暑热内蒸，迫津外泄，则多汗而气粗如喘；热郁气机，所以四肢反见厥冷；邪热内迫，

1 犀角：现为禁用品。下同。

扰于心神，正又不能胜邪，故神昏不语，脉见洪大而芤。

治以清暑泄热，益气生津。

处方：白虎加人参汤。

朝鲜白参　知母　粳米各 15 克　石膏 30 克　甘草 9 克

服一剂后，脉静汗止，手足转温，神识清爽，频呼口渴，且欲冷饮。再投一剂而愈。（苏伯鳌治案）

三、白虎加桂枝汤

白虎加桂枝汤出自《金匮要略》，用以治疗"温疟"之病。温疟为病，但热不寒，邪气内藏于肾，至春夏而发，为伏气外出之证。因为寒已化热，故不恶寒而发热；邪从肾出，外舍于其合，故骨节烦疼；时时作呕者，乃邪热上并于阳明胃也；其脉如平者，因病非乍感，故脉象变化不大。

白虎加桂枝汤由知母、石膏、炙甘草、粳米、桂枝五药组成。此方以白虎汤清内伏之热；加桂枝以引领石膏、知母上行至肺，从卫分泄热，使邪之郁于表者顷刻致和，而温疟可已。

张某，女。新产甫九日，即外出产房而感受风寒，突然发病。自觉上身烦热不堪，汗出较多，下身则无汗而寒冷彻骨，且口渴思饮，饮水而渴又不解。视其人面色缘缘而赤，汗出发湿而流于面。切其脉浮、按之则大，视其舌色红绛而有薄黄之苔。问其二便尚正常，唯小便则黄。又问：有头痛否？曰：有。怕风否？曰：有。

辨证：脉浮、恶风为表有邪；口渴、面赤、上身烦热、汗出较多、脉按之大，为阳明气分有热之象。邪热内盛，阳阻于上，不得下达于腰膝，则下身无汗，反而觉寒冷彻骨。

治法：清热生津，兼疏卫分之邪。

处方：生石膏 30 克　桂枝 6 克　白薇 9 克　玉竹 9 克　知母 9 克　甘草 6 克　粳米一撮

此方仅服一剂，则霍然而病愈。

四、竹叶石膏汤

竹叶石膏汤治疗伤寒解后，其人虚羸少气，气逆欲吐，不欲饮食的病证。这个方子由竹叶、石膏、半夏、人参、炙甘草、粳米、麦门冬七味药物组成。不难看出，此方是由白虎加人参汤减知母，加麦冬、竹叶、半夏而成。

方中用石膏、竹叶以清虚热而和胃；麦冬、人参、甘草、粳米两补气阴而扶虚羸；半夏味辛，以降气逆而治呕吐。

案一：杨某，女，23 岁。患乳腺炎，经手术治疗后，病不愈而发热（39℃）。西医诊断为炎症所致，用各种抗生素而发热不退，并且口腔黏膜长满霉菌，西医又恐将成败血病。其医院的医生何君，力主中医会诊，乃迎余诊视。切其脉数而无力，视其舌，因涂龙胆紫亦无法辨认。经全面了解，患者除发热外，尚有心烦、呕吐、不能食之证，唯二便尚调，精神犹佳。

辨证：乳腺炎手术后，而致气液两伤。乳房内合阳明胃经，故热邪袭胃，胃气上逆，而作呕吐。今胃之气液两虚而抗邪无力，是以病势缠绵，而治不见效。

治法：清热滋液，和胃扶虚。

处方：生石膏 30 克　竹叶 10 克　麦冬 20 克　党参 10 克　甘草 10 克　粳米一撮　半夏 10 克

此方前后共服八剂，热退身冷，呕止胃开，因而病愈。

案二：张某，女，25 岁，住某县医院。因患乳腺炎，经手术后而发热（在 38.5 ～ 39.5℃之间）。西医认为手术后感染，注射各种抗生素而无效。后用“安乃近”发汗退热，然旋退旋升，不能巩固。因为手术之后，又几经发汗，患者疲惫不堪。症见：呕吐而不欲饮食，心烦，口干，头晕，肢颤。切其脉数而无力，舌质嫩红而苔则薄黄。

余问医院主治医曰：此何病耶？答曰：此乃败血病，不知中医能治愈否？余曰：患者已气阴两伤，尤以胃液匮乏为甚，而又气逆作呕，不能进食，则正气将何以堪？必须清热扶虚，而气阴两顾，方为合法。

处方：生石膏 30 克　麦冬 24 克　党参 10 克　炙甘草 10 克　粳米一撮　竹叶 10 克

此方仅服四剂，则热退呕止，而胃开能食。

综上两案分析，凡患乳腺炎并手术后，多并发阳明气分之热充斥不退，而又使气津两伤，胃逆作呕等。抑属于续发手术后的规律之一欤？书之以供临床家参考。

五、白虎加苍术汤 *

白虎加苍术汤出自《类证活人书》。这个方子治疗湿温病，症见身重、胸满、头疼、妄言、多汗、两胫逆冷等。本方由石膏、知母、甘草、粳米、苍术五药组成。此方用白虎汤清温热气分之邪，加苍术以祛温中之湿邪，而能除湿浊之凝滞。《医宗金鉴》在此方中又加茯苓以利湿，值得参考。

甘肃周某，男，24岁。病发热，头痛身疼，胸中发满，呕恶不欲饮食。西医曾注射"安乃近"两支，汗出甚多，而发热不退，体温为39.6℃，并时时作呕，睡则谵语，脉浮而数，舌苔则白腻。余见证有胸满作呕与苔腻，辨为湿温蕴于上中二焦所致，因拟三仁汤一贴。患者服药后发热不退，至下午则体痛不可耐。其家人督促再诊。切其脉濡数，舌赤而苔白黄杂腻，面缘缘而赤，且口渴思饮，两足反冷，小便黄赤，而大便不燥。

余细思此病，曾经发汗，阳明津液受损可知；而口渴喜饮，睡则谵语，则热在阳明无疑。然热虽甚而无汗，身痛而重，胸满作呕，足冷尿黄，舌苔又腻，则热中夹湿，湿阻气机而又昭然若揭。此证非白虎不足清其热，非苍术则不能祛湿化浊而使邪解。

处方：苍术9克　生石膏30克　知母10克　甘草6克　粳米一大撮

此方仅服一剂，则热退痛止而瘳。

六、玉女煎*

玉女煎是张景岳的方子，可治疗阴虚胃火齿痛等证。这个方子由生石膏、知母、熟地、麦冬、牛膝五药组成，即白虎汤减甘草、粳米，加熟地、麦冬、牛膝。此方也治疗温病的气血两燔证，则熟地应改为生地，且删去牛膝方妥。

郭某，女，38岁。牙疼龈肿，鼻时衄，心烦口干，欲思冷饮，然大便不燥，小便则黄。切其脉洪大，舌红少苔而干。

辨证：阳明气分有热，日久不治而入于血分，故牙痛而又鼻衄也。

治法：两清气血之燔热。

处方：玉女煎加减。

生石膏30克　知母10克　生地10克　麦冬12克　牛膝6克　丹皮10克

服两剂而诸证皆愈。

七、化斑汤*

化斑汤是吴鞠通的方子。太阳温病误用辛温之药发汗，汗不出者必发斑疹，汗出过多必神昏谵语；若发斑者，则用此方治之。本方由生石膏、知母、生甘草、玄参、犀角、白粳米六味药组成。吴鞠通解此方曰:“此热淫于内,治以咸寒,佐以苦甘法也。前人悉用白虎汤作化斑汤者,以其为阳明证也。阳明主肌肉,斑家遍体皆赤,自内而外,故以石膏清肺胃之热,知母清金保肺而治阳明独胜之热,甘草清热解毒和中,粳米清胃热而保胃液……本论独加元参、犀角者,以斑色正赤,木火太过,其变最速,但用白虎燥金之品,清肃上焦,恐不胜任,故加元参启肾经之气,上交于肺,庶水天一气,上下循环,不致泉源暴绝也。犀角咸寒,禀水、木、火相生之气,为灵异之兽,具阳刚之体,主治百毒蛊疰,邪鬼瘴气;取其咸寒,救肾水以济心火,托斑外出,而又败毒辟瘟也。再病至发斑,不独在气分矣,故加二味凉血之品。”(《温病条辨·上焦篇》)

白虎汤的加减方证还有很多,限于篇幅,不再繁引。如能从上述诸方而识其加减治疗之意义,则圆机活法,妙在一心,随证化裁,岂又以上数方所能尽。

第九讲　试论承气汤类的加减证治

承气汤类，指的是大承气汤、小承气汤、调胃承气汤、麻子仁丸、桃核承气汤、厚朴七物汤、厚朴三物汤、厚朴大黄汤、大黄硝石汤、大黄牡丹皮汤、三一承气汤、黄龙汤、增液承气汤等13个方剂。这13个方剂以大承气汤为代表，其余12个方剂皆在大承气汤的基础上加减变化而成。

一、大承气汤

大承气汤治疗阳明病腑气实而燥屎已成的病变，必须具有腹部痞满、大便燥坚的证候特点方可使用。

我认为："大便硬"是小承气汤的主证，而"大便燥"方是大承气汤的主证。两证虽皆有大便不通，但程度有轻重之分。正如第215条所说："阳明病，谵语有潮热，反不能食者，胃中必有燥屎五六枚也。若能食者，但硬耳。"从这段文字可以看出，"燥屎"与"大便硬"的概念并不相同。"大便硬"指的是大便干硬，而犹能成条。"燥屎"指的是大便成球，而不是成条，所以才叫"燥屎五六枚也"。它反映了燥热灼津，糟粕凝结，形同羊屎，嵌顿于肠而不得排出体外。此证燥热已深，腑气阻塞，故可五六日，甚至十余日而不大便，以致腹满疼痛，或见绕脐作痛，腹满不减，虽减亦不足道。此证肠实而胃满，腑气受阻，故反不能食；燥热内焚，除伤自身津液而见汗出、潮热、谵语以外，还要下劫肝肾之阴，出见"目中不了了，睛不和"等伤阴证候。

大承气汤证范围广，限于篇幅，不能列举，请参照前面的《试论六经为病提纲证的意义》，互相对参，则庶几近之。

大承气汤在《伤寒论》中凡十九见，所以，它比调胃承气汤、小承气汤的治疗范围宽广。为此，如果掌握了大承气汤证的辨证知识，则对于阳明病的各种胃实之证，就可触类旁通、举一反三。

大承气汤由大黄（酒洗）、厚朴（炙）、枳实（炙）、芒硝组成。方用大黄泻下热结，荡涤肠中燥屎；芒硝咸寒，软坚润燥，协大黄以泻下燥屎；厚朴理气除胀，枳实破气消痞，并相互配合，以推动硝、黄的泻下作用。此方泻热破坚，荡涤肠胃，攻逐六腑，其力甚大，故名大承气汤。

调胃承气汤及大、小承气汤均以承气命名。“承气”，即承顺胃气下行而制其过亢的意思。因为腑气不得通顺在于胃肠的燥热内结，而三承气汤均有泻下实热，以使腑气舒顺、胃气得以下行的作用，故以“承气”而名汤。

解放前治一李姓患者，35 岁，以卖布为生。夏日天热，走街串巷，不停地叫卖，而辛苦非常。一日病下痢，腹痛而肛门似烙，但又下重难通，其母乃以“十滴水”与服。服后当时腹痛似有减轻，下痢已控制不发，乃认为病愈。至第四天，而腹痛又发，较前为重，下痢皆为红白黏液，腹中窘急而又有排泄不尽之感。切其脉沉而有力，视其舌苔黄而厚，以手压其腹则叫痛。

辨证：此为胃肠积热，又误用“十滴水”热性药物，反使邪热凝结不开，以致腐化气血，为红白之痢。腑气凝聚，秽物不出，故腹痛为甚。治应通因通用，以荡涤肠间滞结为法。

处方：大黄 10 克　元明粉 10 克（后下）　枳实 6 克　厚朴 6 克　滑石 10 克　青黛 3 克　甘草 3 克

服一剂，大便泻下数次，为黏秽粪便。从此腹痛不发，神疲思睡而下痢因愈。

二、小承气汤

小承气汤治疗阳明病大便已经成硬，尚未达到燥屎程度的病变。所以，它比调胃承气汤的燥热之邪深重。胡希恕老大夫认为小承气汤的燥热病变应在于小肠阶段，其说可供参考。

小承气汤证的形成，概括地讲，可有两种情况：一是太阳病经汗、吐、下等法治疗，伤了津液，邪热入里，胃肠干燥失于濡润，而使大便成硬。胃肠燥热很盛，劫迫津液而从小便旁渗，不能调节胃肠之燥，故以大便燥结，小便却反频数为其特点。另一种情况是阳明病里热盛，逼津外渗则汗出偏多，汗出多则津愈伤，以致胃肠干燥则大便成硬。

小承气汤在《伤寒论》中凡十八见。它以治疗阳明病大便成硬造成的腹部胀满、谵语、心烦而脉滑数等证为主。小承气汤由大黄（酒洗）、枳实（炙）、厚朴（炙）组成。方中大黄苦寒以泻下阳明燥热之结；厚朴苦温以消腹满，枳实苦寒以泄痞气，两药合用则能导滞下行，有助于推动大黄的泻下作用。本方的治疗是走而不守，故泻下之力比调胃承气汤为强，但较大承气汤为缓,故取名曰小承气汤。

陈某,男,12 岁。端阳节吃凉粽子多枚,翌日胃疼腹胀,啼哭不止。其父在药店购买"一粒丹"成药服之不应,且疼痛转甚。乃请余诊治。切其脉沉滑有力,视其舌则黄白而腻。解衣观其腹膨胀如合瓦,以手按之叫哭不已。问其大便,知已三日未行。

辨证:食填太仓,胃肠阻滞,气机不利所致。

处方:大黄 9 克　厚朴 9 克　枳实 9 克　藿香梗 6 克　生姜 6 克

服药后不到两小时,则腹中气动有声,旋而作泻,味甚酸臭。连下两次,则腹痛止而思睡矣。转方用保和丸方加减而愈。

三、调胃承气汤

调胃承气汤用以治疗阳明燥热初结,燥热在胃而肠犹未全实的病变。它的主要证候是大便不通,而又见心烦,躁动不安,蒸蒸发热,或腹中胀满,或发生谵语等。

调胃承气汤由大黄(酒洗)、甘草(炙)、芒硝组成。方中大黄苦寒泄热,芒硝咸寒润燥软坚,而甘草甘缓和中,使大黄、芒硝的作用缓恋于胃,起到载药于上的作用,又可补养胃气,以扶汗下之虚。徐忠可说:"仲景用此汤凡七见,或因吐下津干,或因烦满气热,总为胃中燥热不和,而非大实满者比,故不欲其速下而去枳朴,欲其恋膈而生津,特加甘草以调和之,故曰调胃。"(《伤寒百十三方发明》)

此方有两种服法,亦不可不知。如第 29 条中调胃承气汤的服法是"少少温服之",意在取其调和胃气,而不欲其速下;而第 70 条中调胃承气汤则是"煮取一升,去滓……顿服",意在既和胃气,而又泻下大便,所以必须"顿服"而力始全。《卫生宝鉴》根据调胃承气汤治疗上焦燥热的特点,于本方加黄连、犀角,以治阳明火热上熏于面的"燎面"证,颇有疗效。余师其说,用以治疗牙痛龈肿,口臭头痛,鼻衄心烦而大便秘结也有效。其中还有一段医话:

我于 1960 年曾治一个心烦少寐的患者,其脉滑数,舌苔黄厚。我辨为火热扰心,心神不安之证。屡投芩连等清热药物而病不愈,舌苔仍不退。偶忆《金匮》有"舌黄未下者,下之黄自去"的记载,乃用调胃承气汤。

服药后,大便泻下,味极臭秽,然心烦顿解,夜睡甚酣。以镜照舌,则黄苔已去。

四、麻子仁丸

麻子仁丸是治疗“脾约”证的。阳明与太阴相表里，脏腑之气相通，脾为胃行其津液，而使燥湿相济，以维持脏腑的阴阳平衡。若阳明胃气强，而太阴脾阴弱，则由相互平衡合作而变成相互劫凌，则胃之强阳反凌脾之弱阴，使脾阴受约而不能为胃行其津液；津液不能还入胃中，胃肠失于润濡而发生干燥，大便因此成硬；胃气既强，燥热迫津偏渗而从下夺，故小便反数多。这种证候多见于习惯性便秘患者，所以不能用承气汤泻下，而当以麻子仁丸润肠燥、和脾阴，兼泻阳明之实，其病方愈。

麻子仁丸由大黄、炙枳实、炙厚朴、麻子仁、芍药、杏仁组成。方中大黄、厚朴、枳实（即小承气汤）泻阳明胃气之强；麻子仁润肠滋燥；杏仁润燥通幽；芍药养阴和血；蜜制为丸，每服十丸，取其缓上润下之意。

曾治病人刘某，男，28岁。大便燥结，五六日一行。每次大便困难异常，往往因用力太劳而汗出如雨。口唇发干，以舌津舐之则起厚皮如痂，撕则唇破血出。其脉沉滑，舌苔黄。

辨证：此属胃强脾弱之脾约证。因脾荣在唇，故脾阴不足，则唇燥干裂。

处方：麻子仁丸一料。

服之而愈。

五、桃核承气汤

桃核承气汤治疗太阳在表之郁热随经入里，与血相结，从而形成下焦蓄血初结的病变。因为热与血结，其证属实，故少腹拘急，甚至硬痛拒按；少阴心主血脉而藏神，若血中浊热上扰少阴，心神不宁，故见烦躁，但未达到狂乱的程度，所以谓之“其人如狂”。

桃核承气汤由桃仁、大黄、桂枝、炙甘草、芒硝组成。方中大黄、芒硝泻热、软坚、破结；桃仁破瘀血以生新血，协同硝、黄攻逐瘀血；桂枝通阳行气，以利血脉之滞；甘草调胃和中，以护正气。此方含有调胃承气汤的作用，所以仍为承气汤的加减方。服后使瘀热从大便出，故方后注有药后“当微利”。

刘某，女，天津人。患病已两年，自称在产后受风，从此眼疼，少寐，视力开始下降，先从右眼开始，视力从1.2降至0.1。西医眼科诊为“中心性视网膜炎”，眼底水肿，黄斑区呈棕黑色病变。除眼病外，其人经常背部作痛，小腹右侧疼痛，每届经期则两腿发胀，且记忆衰退、善忘，每日惊怕不安。切其脉弦滑有力，视舌质绛而有瘀斑。

辨证：下焦蓄血，肝失所禀，肝开窍于目，故视力降低而善忘。

治法：活血化瘀，逐旧生新。

处方：桃仁 15 克　大黄 10 克　丹皮 10 克　虻虫 6 克　炒水蛭 6 克　赤芍 6 克

甫服一帖，而发生后脑疼痛，且伴有跳动之感。然后，小腹作痛，大便泻下，小便溺出血样物甚多。顿感头目清晰，记忆好转，喜出望外。

转方用血府逐瘀汤加石决明、茺蔚子。服六剂，视力恢复等于常人。经眼科检查，黄斑区的棕黑色病变已变浅变小，其功效之捷，出人意料。

六、厚朴七物汤

厚朴七物汤是张仲景的方子，见于《金匮要略·腹满寒疝宿食病篇》。这个方子具有表里两解的作用，所以治疗腹满便秘而发热脉浮者有效。厚朴七物汤由厚朴、甘草、大黄、大枣、枳实、桂枝、生姜七药组成；从药味上不难看出，此方是小承气汤与桂枝汤减芍药合为一方。尤在泾注解此方：“枳、朴、大黄所以攻里，桂枝、生姜所以攻表，甘草、大枣则以其内外并攻，故以之安脏气，抑以和药气也。”

我认为：此方虽表里两解，但原方厚朴为半斤，桂枝则仅为二两，故此方善治腹胀而偏于里证则不言而喻。

余曾治一男孩，8 岁。外感风寒，内夹食滞，腹中胀疼，大便不利，而头痛发热，脉来浮紧，舌苔则白黄杂腻。

辨证：伤寒夹食之证。

处方：厚朴 9 克　枳实 6 克　大黄 6 克　桂枝 3 克　麻黄 3 克　杏仁 3 克　甘草 3 克

服一剂即大便通达，汗出热退而安。

七、厚朴三物汤

厚朴三物汤出自《金匮要略·腹满寒疝宿食病篇》，治疗腹痛便闭，而六腑之气不行之证。它的药物组成与小承气汤同，唯剂量上有差别。小承气汤的厚朴为二两，而厚朴三物汤的厚朴则为八两，因而就决定了两方的治疗不同。尤在泾有两句精辟之言："厚朴三物汤与小承气同。但承气意在荡实，故君大黄；三物意在行气，故君厚朴。"为此，若腹胀为甚，而大便闭者，应以此方为宜矣。

八、厚朴大黄汤

厚朴大黄汤是《金匮要略·痰饮咳嗽病篇》中的方子，仲景用治支饮为病而胸满为甚之证。此方即小承气汤，唯大黄为六两，而厚朴一尺为异。尤在泾认为："胸满疑作腹满。支饮多胸满，此何以独用下法？厚朴大黄与小承气同，设非腹中痛而闭者，未可以此轻试也。"

我认为支饮当有寒热之分。若支饮属于热者，饮与热凝而气塞不利，故胸满为甚。而用此汤泻热以逐饮、理气以消满，亦不无可取也。

九、大黄硝石汤

大黄硝石汤出自《金匮要略·黄疸病篇》，仲景用治黄疸，腹胀满，小便色赤而不利，而自汗出者；此为表和里实证，当以此汤泻下湿热之滞结。

大黄硝石汤由大黄、黄柏、硝石、栀子四药组成。不难看出，它是调胃承气汤的加减方。尤在泾注："腹满、小便不利而赤为里实，自汗出为表和。大黄、硝石亦下热去实之法，视栀子大黄及茵陈蒿汤较猛也。"余在临床治黄疸而大便闭、小便黄赤而短、腹胀满而汗出者，则不用茵陈蒿汤而用此方，一次顿服，每多有效。

十、大黄牡丹皮汤

大黄牡丹皮汤见于《金匮要略·疮痈肠痈浸淫病篇》，能治疗肠痈少腹肿痞疼痛，小便自调，时时发热，汗出复恶寒，舌苔黄厚而脉弦紧有力之证。

大黄牡丹皮汤由大黄、牡丹皮、桃仁、冬瓜仁、芒硝五药组成。方用大黄、芒硝泄热破结，使脓毒从大便排出；桃仁、冬瓜仁排脓逐瘀，以利血分之滞；又配牡丹皮凉血清热，消炎解痛。此方有脓则下脓，无脓则下血，故无论脓成与否，皆可使用。

徐某，男，44岁。因做痔疮手术，后又用药灌肠，因而引发左小腹（结肠部位）有一索状物，上抵胁胃，胀疼不堪，腹痛下利，带有黏液与烂肉样粪便，每日排泻五六次，而又排泻不爽；饮食减少，体疲无力。脉弦而滑，舌绛苔黄。

辨证：肠有痈脓，与湿热之邪胶结而腐蚀血气，成为“肠痈”证类。

治法：排脓泻热，疏肝利湿。

处方：大黄 12 克　桃仁 12 克　丹皮 12 克　冬瓜仁 30 克　生苡米 30 克　败酱草 10 克　青陈皮各 6 克　柴胡 12 克

此方连服三剂，泻下秽物甚多，而小腹之疼胀以及上抵胁胃之痛势，均大有减轻。

转方改用桂枝茯苓丸，另加大黄、海藻、贝母、柴胡等药。服后则大便越泻而秽物反越少，终于治愈。计服药 20 余帖云。

十一、三一承气汤 *

三一承气汤见于刘河间的《伤寒直格》。他说：“故《活人书》复言，大承气最紧，小承气次之，调胃承气又次之……而缓下急下，善开发而难郁结，可通用者，大承气汤最为妙也。故今加甘草，名曰三一承气汤。通治三承气汤证，于效甚速，而无加害也。”

三一承气汤治大承气证腹满实痛，调胃证谵语下利，小承气证内热不便。故治伤寒、杂病、蓄热内甚、燥实坚燥而皆有效。然成无己认为：“本方寄缓、峻于一方之中，非仲景之意，用之亦恐有失。”可参考。

十二、黄龙汤 *

黄龙汤见于陶华的《伤寒六书》，用治里实而正虚，见自利清水、色纯青，谵语，腹痛拒按，口舌干燥，身热，神倦，或大便秘、腹满硬痛，神昏肢厥，循衣撮空，舌苔焦黄或焦黑，脉虚。

黄龙汤由大黄、芒硝、枳实、厚朴、甘草、当归、人参、桔梗、生姜、大枣组成。方中用枳朴硝黄的大承气汤泻热通便，荡涤肠胃实热积滞，急下以存正气；人参、当归双补气血；甘草扶养胃气；桔梗开肺以通便；姜枣和中以调荣卫，并监硝黄之峻，以成攻补兼施之治。

何秀山说：“此方为失下证，循衣撮空，神昏肢厥，虚极热盛，不下必死者立法。故用大承气汤急下以存阴，又用参、归、草、枣气血双补以扶正。此为气血两亏，邪正合治之良方。”

十三、增液承气汤*

增液承气汤是吴瑭《温病条辨》中的药方，能治疗阳明温热之邪凝结胃肠，燥屎不下，阴液匮竭，正虚邪实，邪无出路的病证。

增液承气汤由玄参、麦冬、细生地、大黄、芒硝组成。方中的玄参、麦冬、生地叫增液汤，能滋阴增液，润肠通便；又配合芒硝、大黄的软坚泻结，泄热通便，合成增液以扶正、承气以逐邪的作用。

孙某，女，67岁。右侧面颊连及颞颥作痛，痛得很重，有时哭叫之声闻于四邻。痛急则以手掴其颊，亦无济于痛。因掣及牙齿疼痛，牙齿几乎拔掉殆尽。血压为190 / 120毫米汞柱。两寸脉弦，关则滑大，舌红无苔。问其大便则称干燥难解，小便则黄赤而短。

辨证：胃燥津亏，肝胆郁火上走胆胃两经而为疼痛。然燥热非下不去，胃阴非滋不复，而佐以平肝之品，则庶能有济。

处方：玄参30克　生地12克　麦冬30克　大黄6克　元明粉6克(后下)　丹皮10克　白芍12克　甘草6克

服药两剂，泻下黑色干便数块，而疼痛见缓，夜间得睡。转方减去芒硝，加羚羊角粉1克(冲服)、石决明30克、夏枯草10克。从此疼痛不发，而血压亦逐渐下降而接近正常。

以上列举了治疗阳明胃实之轻重不同的承气汤类方剂，以及后世医家在承气汤基础上的发展。虽不能概括无余，但若能一隅三反，则可触类而旁通。

第十讲　试论柴胡汤类的加减证治

一、小柴胡汤证治

柴胡汤类，指的是以小柴胡汤为代表的一组方剂。柴胡汤是治疗少阳病的主方，以口苦、咽干、目眩的少阳腑证和耳聋、目赤、头痛、胸胁苦满的少阳经证为治疗对象。

邪客少阳之经，正邪相争于胁下；胁下属于表里之夹界，而侧于太阳、阳明两经之间。邪气进而入阴则恶寒，正气胜邪出于阳则发热。由于邪有进退，正有胜负，故病人时而发热，时而恶寒，寒来热往，热来寒往，寒热交替出现，即为往来寒热。它既不同于太阳病的发热恶寒，也不同于阳明病的但热不寒，临证之时，务须分清。

少阳属胆而连于肝，性喜疏泄而恶抑郁，故少阳为病，可出现胸胁苦满、默默不欲饮食等气郁之证。胆气内郁，若化火而迫胆汁上溢则见口苦，火热伤津则见咽干，风木为病则见目眩等证，并作为少阳病的提纲证。太阳脉浮，阳明脉大，而少阳则脉弦，其舌苔则以白滑之象为准。

考《伤寒论》以柴胡名方的共有六方，即小柴胡汤、大柴胡汤、柴胡加芒硝汤、柴胡加龙骨牡蛎汤、柴胡桂枝汤、柴胡桂枝干姜汤。

以上六个柴胡汤均以小柴胡汤为基础，因此，了解柴胡汤类的加减诸方，必须先从了解小柴胡汤的组方意义开始，才有纲举目张的作用。小柴胡汤由柴胡、黄芩、半夏、生姜、甘草、人参、大枣七药组成。方中柴胡、黄芩两味苦药以清少阳之热，其中柴胡解经热，黄芩清腑热，这是治疗的功效之一。然少阳以疏泄为常，以抑郁为病，用柴胡不但能解少阳之热，更能疏解少阳之气郁，这是柴胡的另一功效。据《神农本草经》记载，柴胡治"肠胃中结气，饮食积聚"等病，说明它可促进六腑的新陈代谢，有消积化食的作用，因而也就具有推动少阳枢机而和表调里的功效。柴胡一药而有三用，足见其在本方中的重要作用，故小柴胡汤以柴胡名方。

半夏、生姜这两味药都是辛温之品，能开能降，善于和胃治呕，又能外疏风寒，内消痰饮。因少阳胆病以喜呕为多见，故以二药治呕健胃用意良深。人参、甘草、大枣这三味药都属甘温之品，用以扶正祛邪，以助柴芩之治；更能预先实脾，以杜少阳之传，实有"治未病"的意义。由此可见，小柴胡汤的七味药物以和解少阳之邪为主，而又旁治脾胃，和中扶正为辅。清解邪热，而又培护正气，不通过汗、吐、下的方法而达到祛邪的目的，故叫做和解之法。

此方的剂量，柴胡应大于人参、甘草一倍以上，方能发挥治疗作用。若误将人参、甘草的用量大于或等于柴胡，则达不到和解少阳邪热的目的。因此，用本方时务须注意剂量的比例。

小柴胡汤的治疗范围颇广，其中值得注意的是，其退烧解热的功效尤著。宋朝的《苏沈良方》已发现它在这方面的作用见长，并进而将它的适应证归纳为四点：一是治往来寒热；二是治潮热；三是治身热；四是治伤寒差后更发热。验之临床，此说实不可忽视。《伤寒论》对小柴胡汤的临床应用，有"但见一证便是，不必悉具"的原则。个人认为："一证"和"不必悉具"应对照来看，着重在于"不必悉具"。如呕而发热，或胁下痞硬，或往来寒热，只要见到少阳主证，使人确信不疑，便当与柴胡汤，不必待其证候全见。临床使用本方，当以此为准。

如曾治某女工，29 岁。患顽固性呕吐，已三年未愈。每于食后即呕吐，呕吐物味极酸苦而挟痰涎。右胁胀满，胃脘作痛，惟二便尚调。月经前后参差不定，经行则心胸烦满而小腹胀痛。脉沉弦而滑，舌苔白滑。

辨证：此证为肝胆气郁，气郁而疏泄不利则生痰饮，使胃气失于和降，故呕吐痰涎而味带酸苦。至于舌脉之诊，也都反映少阳气郁不疏之候。

治法：疏利肝胆，清化痰热。

处方：柴胡 12 克　黄芩 10 克　半夏、生姜各 10 克　党参、炙甘草各 6 克　竹茹、橘皮各 12 克　香附、郁金各 10 克

此方共服六剂而呕吐全瘳，其后也未再复发。

总之，《伤寒论》中以柴胡名方的方剂，以及后世在此基础上衍化派生出来的一些方剂，都可以看成是小柴胡汤的加减方，以下则分述各方的证治。

二、小柴胡汤的加减证治

（一）柴胡加桂枝汤

本方治少阳病兼见头痛、发热、脉浮等太阳表证，为小柴胡汤减去人参之碍表，加桂枝微发其汗而成。又能治少阳证兼有心悸、气上冲之证。

张某，女，59 岁。患风湿性心脏病。初冬感冒，发热恶寒，头痛无汗，

胸胁发满，心悸。时觉有气上冲于喉，此时则更觉烦悸不安，脉结。

辨证：少阳不和，复感风寒，且挟冲气上逆。

治法：两解少阳、太阳，兼平冲气。

处方：用小柴胡汤与桂枝汤合方。

服三剂则诸证得安。

（二）柴胡加芍药汤

本方治少阳病兼见腹中痛，且有拘挛之感，按其腹肌而如条索状；此乃因肝脾不和，血脉拘挛所致。本方为小柴胡汤减去苦寒之黄芩，加平肝缓急而疏利血脉的芍药而成，又能治疗妇女气血不和的月经不调与痛经等证。

郝某，女，学生，22岁。肝气素郁，经常胸胁发满，胃脘作痛，月经来潮时则小腹拘挛作痛，脉弦细且直，舌苔薄白。

辨证：肝气郁结，血脉不和。肝气郁则疏泄不利而胸胁发满，胃脘作痛；血脉不和则痛经而小腹拘挛。

治法：疏肝和血止痛。

处方：柴胡12克　赤白芍各6克　甘草6克　党参6克　生姜10克　半夏10克　当归尾10克　泽兰6克

连服六剂，诸证即愈。

（三）柴胡桂枝汤

本方为小柴胡汤与桂枝汤的合方，治外有表证而见“肢节烦疼”，内有少阳气郁而见“心下支结”，故在小柴胡汤中加桂枝、芍药，使其外和营卫，内调气血，而病可愈。根据《伤寒论》的治疗精神，余用本方治疗下述三种病症每可取效。

1. **治早期肝硬化**　肝病患者日久不愈，由气及血，由经及络，而出现腹胀，胁痛如刺，面色黧黑，脉来沉弦，舌质紫暗、边有瘀斑等证。化验检查，见白蛋白、球蛋白的比例倒置，麝香草酚浊度指数升高。临床诊断为早期肝硬化。用柴胡桂枝汤减去人参、大枣之补，另加鳖甲、牡蛎、红花、茜草、土鳖虫等专治肝脾血脉瘀滞、软坚消痞之药，有较好的效果。

2. **治关节炎兼肝气郁**　风湿性关节炎患者有肢节烦疼，同时又因挟有肝气郁而胸胁苦满，或者胁背作痛等证，用柴胡桂枝汤疗效满意。

3. **治肝气窜**　肝气窜为民间土语而未见医籍记载。其证是自觉有一股气流在周身窜动，或上或下、或左或右，凡气窜之处，则有疼痛和发胀之感，此时患者用手拍打疼处，则伴有嗳气、打嗝，随之则其证得以缓解。此病多属现代医学所谓的神经官能症一类，以老年妇女为多见。初遇此证，使用逍遥散、柴胡疏肝散一类，效果都不理想。后想出柴胡桂枝汤法，可两调营卫气血，而能独切病情，试之果然有效，至今已治愈数人。

（四）柴胡去半夏加栝蒌根汤

本方为小柴胡汤去半夏，增益人参剂量，并加天花粉而成；治少阳病兼胃中津液耗伤而见口渴欲饮、舌红苔薄黄等证。临床使用时，每于小柴胡汤中去半夏、生姜之燥，加天花粉、麦冬、沙参等以滋津养液；若其人津气两伤、口渴为甚，则宜加重方中人参的剂量。本方亦治"糖尿病"辨证属少阳不和，胃热津伤者。

（五）柴胡加茯苓汤

本方为小柴胡汤去黄芩加茯苓而成，治少阳三焦不利，水邪内停为患，症见小便不利，心下悸动不安，脉弦，舌苔水滑并具有少阳病主证者。故于小柴胡汤内去苦寒之黄芩以免伤阳，可加茯苓、泽泻以利小便，使水邪去则愈。此方若再加白术，亦治小便不利，大便作泻，口渴，心烦等证。

由此可见，口渴一证有津少和津聚之分，应从小便利与不利，舌苔薄黄与舌苔水滑上加以区分鉴别。

（六）柴陷合方

本方由小柴胡汤与小陷胸汤合方去人参而成，治少阳不和兼见胸热心烦、大便不畅、脉数而滑等证，又能治痰气火热交郁的胸痛、心下痛等证。服药后大便每多夹有黄涎，为病去之征。

杨某，男，25岁。因奋勇救火，吸入亚硝酸盐类的气体而中毒。症见：胸满憋气，心下疼痛，口苦，时时泛恶，大便已五日未行。脉弦滑，舌苔黄白而略厚。住院注射美兰并输氧气抢救。

辨证：此为肝之气机不利，痰气交郁于上、中二焦，故胸满及心下疼痛；少阳火郁，是以口苦而又时时作呕；大便五日未行，则六腑之气不得通顺，是以舌苔黄腻而不退。

治法：疏解肝胆气郁，兼利痰火之结。

处方；柴胡 12 克　黄芩 10 克　半夏 10 克　黄连 10 克　糖瓜蒌 50 克　炙甘草 6 克　党参 6 克　枳实 6 克

服药后，大便得下，排出黏液物较多，随之心胸顿觉爽快，口苦乃减，呕吐得除。在中西医配合治疗下，终于转危为安。

（七）柴胡姜味汤

本方为小柴胡汤减人参、大枣、生姜，加干姜、五味子而成；治少阳不和兼寒饮束肺，肺气不温，津液不布而致咳嗽，舌苔白润，脉弦而缓之证。此方与柴陷合方相较，一治痰热，一治寒饮，两相对照则前后呼应。

（八）大柴胡汤

本方由小柴胡汤减人参、甘草，加大黄、枳实、芍药而成。治胆胃热实，气机受阻，疏泄不利而见大便秘结，胃脘疼痛，急不可待，且呕吐不止，口苦为甚，郁郁微烦，两胁胀痛，脉弦有力，舌苔黄腻等。故不用参、草之补，而加大黄、枳实、芍药之泻，以两解少阳、阳明之邪。临床用以治疗急性胆囊炎、胆石症、急性胰腺炎、急性阑尾炎以及其他急腹症，辨证属少阳不和、阳明热实者，每可取效，已被中西医所公认。

案一：赵某，女，13 岁。患鼻衄不止，大便秘结，胸胁发满，口苦多呕，脉弦滑，舌苔黄。曾服龙胆泻肝汤不效。

辨证：肝胃火盛，迫血上行。

治法：泻肝胃之火，凉血而止衄。

处方：柴胡 10 克　黄芩 6 克　大黄 6 克　白芍 12 克　丹皮 12 克　枳实 6 克　生牡蛎 12 克　玄参 12 克

服一剂后，大便通畅，鼻衄未发，照方又服一剂而瘳。

案二：李某，女，20 岁。产后 20 天，因与邻人争吵，气恼之余而发病。症见：精神失常，或骂人摔物，或瞋目握拳，但不付诸行动。口中念念有词，时或叫唱。烦躁不寐，七昼夜目不交睫，而精神不疲。西医治用“冬眠灵”等药，未能取效。患者两目发直，躁动不安，其家属称已数日不解大便，恶露亦停。脉弦滑有力，舌绛而苔黄腻。

辨证：气火交郁，兼有瘀滞，肝胃皆实之证。

治法：舒肝泻胃，活血化瘀。

处方：柴胡 12 克　大黄 10 克　枳壳 10 克　丹皮 12 克　桃仁 12 克　赤芍 10 克　山栀 10 克　菖蒲 10 克　郁金 10 克　香附 10 克　半夏 10 克　竹茹 10 克　生姜 12 克　陈皮 10 克

仅服一剂，则泻下黏腻黑色的粪便甚多。当夜即能入睡，且呼之不醒，竟有一日之久。寤而神志恢复，恶露亦下，从此病愈。

（九）柴胡加芒硝汤

本方由小柴胡汤剂量的一半，另加芒硝而成。治少阳不和兼有胃中燥热而见傍晚发潮热，两胁不适，口苦心烦等。故用本方和解少阳兼以调和胃中燥热，然泻下之力为缓，不及大柴胡汤之峻。所用芒硝，在药煎好去滓后，于药汤内化开，再煮一二沸，下火后服用。

（十）柴胡桂枝干姜汤

本方由小柴胡汤减人参、大枣、半夏、生姜，加干姜、桂枝、牡蛎、天花粉而成。治胆热脾寒，气化不利，津液不滋所致腹胀，大便溏泻，小便不利，口渴心烦，或胁痛控背，手指发麻，脉弦而缓，舌淡苔白等。故用本方和解少阳兼治脾寒，与大柴胡汤和解少阳兼治胃实相互发明，可见少阳为病影响脾胃时，需分寒热虚实不同而治之。余在临床上用本方治疗慢性肝炎，肝胆余热未尽而又伴有太阴脾家虚寒，症见胁痛、腹胀、便溏、泄泻、口干者，往往有效。若糖尿病而见少阳病证的，本方亦极合拍。

刘某，男，35岁。缘患肝炎住某传染病医院。突出的症状是腹胀殊甚，尤以午后为重，坐卧不安，无法可解，遂延余会诊。切其脉弦缓而软，视其舌质淡嫩而苔白滑。问其大便情况，则每日两三行，溏薄而不成形，小便反少，且有口渴。

辨证：肝病及脾，中气虚寒，故大便虽溏，而反腹胀。此病单纯治肝、治脾则无效。

治法：疏利肝胆，兼温脾寒。

处方：柴胡 10 克　黄芩 6 克　炙甘草 6 克　桂枝 6 克　干姜 6 克　花粉 12 克　牡蛎 12 克

连服五剂而腹胀痊愈，大便亦转正常。后用调肝和胃之药善后。

（十一）柴胡加龙骨牡蛎汤

本方由小柴胡汤减甘草，加桂枝、茯苓、大黄、龙骨、牡蛎、铅丹而成。治少阳不和，气火交郁，心神被扰，神不潜藏，症见胸满而惊、谵语、心烦、小便不利等。故用本方开郁泄热，镇惊安神。临床对小儿舞蹈病、精神分裂症、癫痫等，凡见上述证候者，使用本方往往有效。惟方中铅丹有毒，用时剂量宜小，不宜久服，且当以纱布包裹扎紧入煎，以保证安全。

一男孩患小儿舞蹈症，久治不愈。肢体躁动不安，夜间少寐而烦，脉来弦滑，舌苔黄腻。

辨证：肝胆气火交迸而阳气不潜。

处方：柴胡加龙骨牡蛎汤原方。

服药三剂后，烦躁得安，病减而能寐。遂去铅丹加生铁落，再进三剂而康复。

以上概括介绍了柴胡汤类的加减证治。除主方小柴胡汤外，虽又列举十余方，但仍为举一反三而设，不能尽全。其中也参以个人临床经验，如以下几个附方的内容则多为个人的体会，故与《伤寒论》所载也不尽全合。

（十二）柴胡解毒汤 *

本方由小柴胡汤减人参、甘草、大枣，加茵陈、土茯苓、凤尾草、草河车而成。治肝胆湿热日久成毒，蕴郁不解而见肝区疼痛、厌油喜素、多呕、体疲少力、小便黄短、舌苔厚腻等。肝功化验则以单项转氨酶增高为多见。证为湿热内蕴，所以辨证的关键在于舌苔腻与小便黄短。本方是我临床多年所总结出的经验之方，可疏肝利胆，清热解毒，利尿渗湿，用于上述证候，疗效颇为显著。

（十三）三石解毒汤 *

本方由柴胡解毒汤加生石膏、滑石、寒水石、双花、竹叶而成。治肝炎患者湿热之邪较柴胡解毒汤证为重，大有痹郁不开之势。除见上述肝炎证候外，其人还见面色黧黑，或者面带油垢，虽患肝病，然体重非但不减，且有所增，背臂时发酸麻胀痛，舌苔厚腻，且服药难于褪落，脉弦缓等。故用本方清热解毒，降转氨酶，兼退舌苔。

关于这个方子，还有一段医话可述：1977 年，我在某地开门办学时，曾诊一名慢性肝炎患者，见其舌苔厚腻，小便黄短，遂予柴胡解毒汤，似成竹在胸，料其必效。岂知服药六剂，诸证未减，腻苔依旧。转予方中增入芳香化浊之品，仍无济于事，竟几易其方，几经失败。阅《温病条辨》治暑温的三石汤，乃是微苦辛寒兼芳香之法，用辛凉以清热透邪，芳香以败毒化浊，对湿热胶结，热重于湿者颇为适宜，且与此证也甚合拍。遂将柴胡解毒汤与三石汤合方化裁，患者仅服药三剂，腻苔即退，而诸证亦减，此即三石解毒汤之由来。可见书不可不读，而病也不可不看，读书与诊病相结合，才会有所提高与发展。

（十四）柴胡茵陈蒿汤 *

本方由小柴胡汤减人参、甘草、大枣，加茵陈、大黄、栀子而成。治湿热之邪蕴郁肝胆，胆液疏泄失常，发为黄疸，症见一身面目悉黄，色亮有光，身热心烦，口苦欲呕，恶闻荤腥，体疲不支，胁疼胸满，不欲饮食，小便黄涩，大便秘结，口渴腹胀，舌苔黄腻，脉来弦滑等，实即现代医学所谓之急性黄疸性肝炎。本方有清利肝胆湿热之功，对于此证，往往数剂即可收效。但黄疸虽退，而小便黄赤未已，或大便灰白未能变黄，仍不可过早停药，应以彻底治愈为限，以免病情反复而不愈。

（十五）柴胡鳖甲汤＊

本方由小柴胡汤减大枣，加鳖甲、牡蛎、丹皮、赤芍而成。治少阳不和兼见气血瘀滞所致胁下痞硬、肝脾肿大等，故去大枣之壅塞，而加活血化瘀、软坚消痞之药。对兼有低热不退者，于方中减去人参、生姜、半夏，也每能收效。

王某，男，32 岁。患慢性肝炎，症见肝脾肿大，心烦口渴，夜不成寐，腹胀而大便干燥。脉弦细而数，舌质红绛而无苔。

辨证：阴虚阳亢，血脉瘀滞，故口渴、心烦而寐差。脉弦细数，舌红绛，亦为阴虚之确征。

处方：柴胡 6 克　鳖甲 15 克　牡蛎 15 克　丹皮 10 克　赤芍 10 克　花粉 10 克　麦冬 10 克　生地 10 克　红花 6 克　茜草 6 克

以此方加减进退，服 60 余剂，病情逐渐好转，终于治愈。

（十六）柴白汤＊

本方由小柴胡汤减半夏、生姜，加生石膏、知母、粳米而成。治疗少阳不和兼阳明热盛而见大热、大烦、大渴、汗出而大便不秘，舌苔黄，口中干燥等症。对“三阳合病”而以烦热、口渴为甚的，当属首选之方。

秦某，男，30 岁。因患高烧就诊。患者体温持续在 39.6 ~ 40℃。西医检查：心肺正常，肝脾未触及，肥达反应阴性，未找到疟原虫。用过多种抗生素及解热药物无效，转中医治疗。

余切其脉弦细而数，问所苦则称头痛，周身酸楚，骨节烦痛，伴有寒战，且口中干渴，发热有汗。视其舌则苔白黄厚腻，咽峡红肿。

余问同道胡君：此何病耶？曰：此湿温也。应以何法治之？曰：藿、佩化浊，滑石清热，杏、苡利湿何如？曰：诚如君言，然湿不但在卫，而且已进入气分，大有化热之势，故已弥漫三焦，而有“三阳合病”之象，治当以柴白汤佐以化湿为宜，若用香燥之药，恐反助热。

处方：柴胡 12 克　黄芩 10 克　知母 10 克　生石膏 30 克　板蓝根 12 克　苍术 6 克　草果 6 克

水煎一剂，分两次服，药后即热退汗止，从此获愈。

第十一讲　试论理中汤类的加减证治

理中汤类，指的是理中汤(丸)、桂枝人参汤、甘草干姜汤三个方剂。这三个方剂应以理中汤为代表，其他方剂则是由理中汤加减变化而成。

一、理中汤

理中汤是治疗太阴脾气虚寒证的主方。脾居中州，依赖脾阳的运化功能而升清降浊，运化水谷精微而为后天之本。若中阳虚衰，脾阳不运，则寒湿不化，升降不利，即形成了太阴为病。其症状表现为：腹泻益甚，腹胀不减，时腹自痛，不欲饮食，脉沉迟无力，舌淡苔白。治用理中汤温中暖寒，健脾运湿，使腹泻止则病愈。

理中汤(又名人参汤)由人参、白术、干姜、炙甘草组成。方中用人参、甘草以补脾气之虚；干姜、白术以温脾寒而化湿。服理中汤后，要经一食顷的时间，须饮热稀粥一升许，避寒保温，勿揭衣被。

理中汤有随证加减之法，录之以供参考：若兼见脐上筑的(即脐上悸动之意)，为肾气发动之兆，应去白术而加桂枝降逆平冲；若呕吐频繁的，为胃气上逆之候，则应去白术而加生姜和胃止呕；若腹泻为甚的，虽然有吐，还得用白术补脾以止泻；若心下悸而小便少者，则为夹有蓄饮之征，可加茯苓以利其小便；若口渴而欲饮水的，属脾虚而津液不布，则应增加白术的剂量，补脾以行津液；若中寒甚而腹痛者，则应增加干姜的剂量以暖脾寒；若腹不疼而胀满为甚的，则应去掉白术，而加附子助阳以消阴寒之凝结。至于理中丸，它的药物同理中汤一样，只是改汤剂为蜜丸如鸡子黄大；以沸汤和丸，研碎，温服，日三丸、夜二丸为准；若服药后腹中未热者，亦可增加到三四丸，量病情轻重而定。

理中丸的适应证有二：一是治吐泻而不饮水的寒性霍乱；二是治大病瘥后，胸上有寒的“喜唾”之证。

余在青年时期，一次因食生冷而致脾寒作泻，乃就医于某老中医。诊毕授以理中丸，嘱曰：白天服三丸，夜间服二丸。余服药一日，下利依旧，腹中仍疼胀。乃问于老医，胡不效耶？曰：腹犹未热？答：未觉。曰：第服之，俟腹热则病愈矣。后果然腹中发热而病愈。当时颇奇其术之神，后学

《伤寒论》理中丸的方后注，方知出自仲景之手，而更叹老医学识之博。

二、桂枝人参汤

桂枝人参汤即理中汤加桂枝。此方治疗太阳病的外证未除，而大便利下不止，心下痞硬，表里不解的“协热利”证。《伤寒论》中的协热利有两种情况，一是表里皆热的葛根芩连汤证，二是表里皆寒的桂枝人参汤证。两者虽皆名“协热利”，但有寒、热的不同，临证之时，务须注意寒热病情，不得混淆。

陈某，19 岁。头疼身痛，发热恶寒，大便作泻，每日四五次，无红白黏液，腹中绵绵作痛，切其脉浮弦而缓，舌苔薄白而润。前医用“藿香正气散”未能取效。余辨为表里皆寒的“协热利”证，遂用桂枝人参汤，令其先煮理中汤，后下桂枝，日、夜服之，两剂而愈。

三、甘草干姜汤

甘草干姜汤就是甘草和干姜组成的方子。但甘草必须蜜炙，干姜必须炮黑，甘草的剂量应大于干姜一倍之上。此方在《伤寒论》中治疗误发少阴之汗，而手足厥冷之证；在《金匮要略》中则治疗肺痿吐涎沫，不渴，遗尿，小便频数，头目眩晕，而多涎唾之证。总的来说，此方温肺、脾两太阴之寒，达阳气、行津液为其所专，临床疗效较佳。据余所知，经方中用两味药组方治病的，有桂枝甘草汤之治悸，芍药甘草汤之治挛，甘草干姜汤之治寒，赤石脂禹余粮汤之治利，皆是药简效专，用之令人称奇。

刘某，男，30 岁，小学教师。患遗尿症甚久，日则间有遗出，夜则数遗无间，良以为苦。医咸认为肾气虚损，或温肾滋水而用桂附地黄汤，或补肾温涩而用固阴煎，或以脾胃虚寒而用黄芪建中汤、补中益气汤。其他鹿茸、紫河车、天生磺之类，均曾尝试，有效有不效，久则依然无法治。吾见前服诸方于证未尝不合，何以投之罔效？细诊其脉，右部寸关皆弱，舌白润无苔。口淡，不咳唾涎，口纳略减。小便清长而不时遗，夜为甚，大便溏薄。审系肾脾肺三脏之病。但补肾温脾之药，服之屡矣，所未能服者肺经之药耳。复思消渴一证，肺为水之高源，水不从于气化，下注于肾，脾肾而不能约制，则关门洞开，是以治肺为首要，而本证亦何独不然。景岳有说：“小水虽利于肾，而肾上连肺，若肺气无权，则肾水终不能摄。故治水者必须治气，治肾者必须治肺。”本证病缘于肾，因知有温肺以化水之治法。又甘草干姜汤证原有遗尿之源，更为借用有力之依据，遂给予甘草干姜汤：炙甘草 24 克，干姜 9 克（炮透），日二帖。

三日后，遗尿大减，涎沫亦稀。再服五日而诸证尽除。然以八日服药 16 帖，竟愈此难治之证，诚非始料所及。（赵守真医案）

第十二讲 试论四逆汤类的加减证治

四逆汤类是以四逆汤为代表的加减方类。它包括了四逆加人参汤、通脉四逆汤、通脉四逆加猪胆汁汤、白通汤、白通加猪胆汁汤、干姜附子汤、茯苓四逆汤、附子汤等八个方剂。

一、四逆汤

四逆汤治少阴病的阳虚寒化证。阳气为一身阳气之总司,有腐熟水谷、蒸化输布水液的作用。少阴阳虚,不能腐熟水谷,不能气化津液,因而或见下利清谷,或致寒饮停聚于膈上,使人干呕欲吐而又无物吐出;阳虚不达四末,故手足发凉,甚则出现四肢厥逆等。《伤寒论》第281条说:"少阴之为病,脉微细,但欲寐也。"所以,少阴病患者往往出现精神不振的欲寐而又不能熟寐的"但欲寐"之证。夫六经为病,惟少阴病证最难辨。仲景所述少阴病的脉微细,但欲寐,小便数而白,背恶寒,四肢厥冷等证,此皆人之易知而易辨。其所难者是,虽有恶寒,甚者反不觉寒,或但喜厚衣近火,问之则不言怕寒,殊不知厚衣近火即怕寒也。也有善瞌睡而精神不振者,实即"但欲寐"之渐,稍不留心,也极易造成误诊、漏诊,故临床切不可疏忽大意。

四逆汤由生附子、干姜、炙甘草组成。方中的生附子温少阴以回阳,干姜温中以散寒,炙甘草和中补虚,三药配伍,共奏回阳救逆之功。因其可治四肢厥逆,故名之以四逆汤。四肢厥逆,乃因真阳衰微,阴邪势盛,阳气不充于四肢,阴阳不相顺接而致。

罗某,男,50岁。夏日天热,汗出颇多,自觉躁热而渴。夜又行房,口渴更甚,乃瓢饮凉水甚多。未几,觉小腹窘痛,阴茎也向里抽缩,手足发凉。自觉病情严重,乃邀余诊。切其脉沉而弱,视其舌淡嫩而苔白。此乃少阴阳虚而复受阴寒之重证。

处方:附子12克　干姜10克　炙甘草10克　小茴香6克　荜澄茄6克

服一剂,则痛止而病安。

二、四逆加人参汤

四逆汤治阳虚阴盛而见恶寒，脉微，下利为甚之证。若因下利津液内竭，无物可下，而下利自止的，则以四逆加人参汤治疗为宜。四逆加人参汤由炙甘草、生附子、干姜、人参四药组成。方用四逆汤补阳虚以胜阴寒，加人参生津益气，以补下后之虚。正如魏荔彤所云："急于温中之中，佐以补虚生津之品，生津即生血也，四逆加人参汤主之。凡病后亡血津枯者，皆可用也，不止霍乱也，不止伤寒吐下后也。"（《伤寒论本义》卷之十八）

"省掾曹德裕男妇，二月初病伤寒八九日，请罗治之，脉得沉细而微（虚），四肢逆冷，自利腹痛（太阴），目不欲开（石山以目闭而哑为脾伤），两手常抱腋下，昏嗜卧，口舌干燥（亦手足冷，目不欲开，口干燥，但自利腹痛，从温补）。乃曰：前医留白虎加人参汤一帖，可服否？罗曰：白虎虽云治口燥舌干，若执此一句亦未然。今此症不可用白虎者有三：《伤寒论》云：立夏以前，处暑以后，不可妄用，一也；太阳症无汗而渴者，不可用，二也；况病人阴症悉具，其时春气尚寒，不可用，三也。仲景云：下利清谷，急当救里，宜四逆汤。遂以四逆汤五两，加人参一两，生姜十余片，连须葱白九茎，水五大盏，同煎至三盏，去渣分三服。一日服之，至夜利止，手足温。翌日大汗而解。继以理中汤数服而愈。"（《名医类案·伤寒》）

1962 年，我曾就《伤寒论》中的理论和实践的有关问题，拜访过山西省中医研究所所长李汉卿先生。李老认为，在临床用四逆汤时，不论是否"亡血"，都应以加人参为好。因人参大补元气而能加强四逆汤的治疗功效，所以，比单纯用四逆汤为优。谨录其说以供参考。

三、通脉四逆汤

通脉四逆汤治少阴病里阳虚寒，下利清谷，手足厥逆，脉微欲绝等。由于阴寒内盛，而拒阳于外，又可出现里寒外热的身反不恶寒，面色赤的"格阳""戴阳"证。凡少阴阳证，人皆可识，及至反常，则易混淆诊断。《伤寒六书》说："如身不发热，手足厥冷，好静沉默，不渴，泄利腹痛，脉沉细，人共知为阴证矣。至于发热面赤，烦躁不安，揭去衣被，饮冷脉大，人皆不识，认作阳证，误投寒药，死者多矣。必须凭脉下药至为切当，不问浮沉大小，但指下无力，按至筋骨全无力者，必有伏阴，不可与凉剂……脉虽洪大，按之无力者，重按全无，便是阴证。”以脉辨阴阳证之真伪，其说大可借鉴。

通脉四逆汤的药物与四逆汤相同，惟剂量则比四逆汤为大。如生附子用大者一枚，干姜的剂量也增加了一倍。另外，通脉四逆汤还附有加减之法，如“面色赤者，加葱九茎；腹中痛者，去葱，加芍药二两；呕者，加生姜二两；咽痛者，去芍药，加桔梗一两；利止脉不出者，去桔梗，加人参二两”。从其加减之法，可见本证之“面色赤”应加葱白，而“脉微欲绝”则又应加人参。方中虽未涉及，据理而推，亦所必然矣。

“徐国祯伤寒六七日，身热目赤，索水到前，复置不饮，异常大躁，将门牖洞启，身卧地上，辗转不快，更求入井。一医汹汹急以承气与服。余诊其脉洪大无伦，重按无力……余曰：阳欲暴脱，外显假热，内有真寒，以姜附投之，尚恐不胜回阳之任，况敢以纯阴之药，重劫其阳乎？观其得水不欲咽，情已大露。岂水尚不欲咽，而反可咽大黄、芒硝乎？天气燠蒸，必有大雨，此证顷刻一身大汗，不可救矣……

于是以附子、干姜各五钱，人参三钱，甘草二钱，煎成冷服。

服后寒战，戛齿有声，以重绵和头覆之，缩手不肯与诊，阳微之状始著。再与前药一剂，微汗热退而安。”（《寓意草·辨徐国祯伤寒疑难急证治验》）

四、通脉四逆加猪胆汁汤

通脉四逆加猪胆汁汤治疗“吐已下断，汗出而厥，四肢拘急不解，脉微欲绝”的阴阳两虚之证。此证原为少阴寒证，因吐利交作不止，最后反体液大伤，导致吐无可吐而自止，下无可下而自断，津液匮乏之情，已一目了然。故单用通脉四逆汤，则达不到既扶阳而又滋液之目的。仲景于此时，巧妙地在原方中加上猪胆汁半合，于扶阳之中而加入沃阴增液之品，妙在以有情之物，不假造作而直补人之体液，故能药后即效，而远非草木之药所能及。吴仪洛说：“汗出而厥，阳微欲绝，而四肢拘急，全然不解，又兼无血以柔其筋，脉微欲绝，固为阳之欲亡，亦兼阴气亏竭，故用通脉四逆以回阳，而加猪胆汁以益阴，庶几将绝之阴不致为阳药所劫夺也。”（《伤寒分经》卷六）吴氏之说，不但说出了“亡血”之治，而且说出了“将绝之阴，不致为阳药所劫夺”的两层意义。

据友人谈，程门雪先生治因食蟹为病而吐利交作，以致足胫筋脉拘急不伸者，每用通脉四逆加猪胆汁汤。凡有猪胆汁者，则多可获救，如一时无胆汁而服通脉四逆汤者，则疗效很不理想。由此看来，猪胆汁这味药是绝不能缺少的。如果没有猪胆汁，亦可用羊胆汁代替。

五、白通汤

白通汤治疗少阴病下利，脉微而沉伏之证。此证乃是寒邪直中少阴，阴盛抑阳，以致阳气既不能固其内，又不能通于脉，处于既虚且抑的状态，而比一般寒证为甚，故以白通汤扶阳破阴。

白通汤由葱白、生附子、干姜组成。方中干姜、附子温经回阳以散寒；葱白辛滑性热，能通阳气、破阴寒，用于温阳剂中，可疏通被郁之阳气，故名曰“白通汤”。

钱潢说：“盖白通汤，即四逆汤而以葱易甘草。甘草所以缓阴气之急，和姜附而调护中州；葱则辛滑行气，可以通行阳气而解散寒邪。二者相较，一缓一速，故其治亦颇有缓急之殊也。”（《伤寒溯源集》卷之九）

案一：林某，60 岁。因食冷物病泻，每日四五次，腹中冷痛幽幽，脉沉而伏，极不易辨，而手足亦厥冷。先给四逆汤方，服后腹痛似少减，而脉仍如故，泻亦未止。因思仲景有“少阴病，下利，白通汤主之”之说，想正为此证而设。

处方：附子 15 克　干姜 10 克　葱白 5 茎

服一剂，即脉起手温。再服一剂，则泻止而病愈。

案二：徐水县某女，患“雷诺病”，十指青紫，冷痛如冰，前医用当归四逆汤等效不显。切其脉极沉，而舌质亦淡。

处方：附子 10 克　干姜 6 克　葱白 4 茎

服一剂而手指冷痛见缓，又服一剂而痛见止。然咽喉肿疼，因此不敢再用白通汤以治指端冷痛，因而停药。该方的远期疗效，尚待观察。

六、白通加猪胆汁汤

白通加猪胆汁汤治疗服白通汤后，不但未奏效，反见下利不止，厥逆无脉，干呕而烦等证。这种现象一方面说明阴寒太盛，对大热之药拒而不受，并且更加激发寒邪而变本加厉；另一方面也说明下利之后，不仅阳气受伤，而且阴液也耗损。白通汤只能扶阳不能育阴，阴不复则脉不出，阴不敛阳，虚热浮于上，故干呕而烦。基于上述两个原因，本证的治疗就不是单纯的温热回阳剂所能胜任，而应于白通汤中加入人尿和猪胆汁，扶阳中且育阴，用苦咸寒反佐，使同气相求，引阳药直入阴中。

白通加猪胆汁汤即白通汤加人尿、猪胆汁。人尿（一般用童便）咸寒益阴，猪胆汁苦寒滋液兼清虚热。两药皆取之有情之品，既能续已竭之阴、滋将涸之液，又能借其性寒反佐，引阳药直入阴分，使阴阳不发生格拒，这就是“甚者从之”治法的具体运用。

必须注意的是，服白通加猪胆汁汤以后，若脉从无到有，从弱到强，说明正气逐渐恢复，阴邪逐渐消退，为向愈之象，即“脉续者生”；若脉暴然而出，或见浮散而大，或见急促无根，则是无根之阳暴脱的征象，预后多不良，因而仲景说“脉暴出者死”。

喻嘉言曾说：“寒中少阴，行其严令，埋没微阳，肌肤冻裂无汗，而丧神守，急用附子、干姜，加葱白以散寒，加猪胆汁引入阴分，然恐药力不胜，熨葱灼艾，外内协攻，乃足破其坚凝，少缓须臾，必无及矣，此一难也。若其人真阳素扰，腠理素疏，阴盛于内，必逼其阳亡于外，魄汗淋漓，脊项强硬，用附子、干姜、猪胆汁，即不可加葱及熨灼，恐助其散，令气随汗脱，而阳无由内返也。宜扑止其汗，陡进前药，随加固护腠理，不尔，恐其阳复越，此二难也。用附子、干姜以胜阴复阳者，取飞骑突入重围，搴旗树帜，使既散之阳望帜争趋，顷之复合耳。不知此义者，加增药味，和合成汤，反牵制其雄入之势，必至迂缓无功，此三难也。”（《医门法律·中寒门·论治中寒病用药八难》）

喻氏“温补不可少缓”之说，颇能道出治阴寒病的关键，实有参考价值。

七、干姜附子汤

干姜附子汤治疗太阳病下之后，复发汗，而使表里阳气受伤，阳气伤则阴气盛者。阳主昼，阴主夜，也就是白天阳气旺盛，夜晚阴气旺盛。此证在白昼阳旺之时，因阳能与阴邪相争，故“昼日烦躁不得眠”；入夜阴盛，阳虚无力与阴邪交争，故“夜而安静”。阳虚阴盛，病入三阴，故不见少阳病的喜呕，阳明病的口渴，以及太阳病的头痛、脉浮等表证。脉见沉微，沉主里，微主阳虚。此证是“脉沉微，身无大热”而见微热，反映了阳虚阴盛，格阳于外。证情危重，当急救回阳，用干姜附子汤。

干姜附子汤用干姜、附子大辛大热之剂，以复脾肾之阳。附子生用，取其力更猛。与四逆汤比较，本方不用甘草之恋缓，有利于使姜附迅速发挥消阴回阳的作用。此方要求煎汤一次顿服，使药力集中，收效更快。

本方治疗阴寒盛的阴躁证有效。所谓阴躁证，每见手足厥冷，脉沉微，坐立不安，而四肢躁动为甚。此证如不急温，则有亡阳的危险。然烦为阳，躁为阴，如见但躁不烦，则为有阴无阳的反映。有阴无阳，人岂能生耶？此证为“昼日烦躁不得眠，夜而安静”，是烦、躁同时并在，阳尚能与阴争，故病虽重但不主死。

八、茯苓四逆汤

茯苓四逆汤治疗由于汗、下误施，而使阴阳俱虚，水火阴阳不能互相交济，以致阳不得阴则烦，阴不得阳则躁。本证的烦躁不分昼夜，故与阳虚阴盛的干姜附子汤证有别，也不同于阴虚阳亢的烦躁证。治疗用茯苓四逆汤，扶阳兼以救阴。凡阳虚而阴液不继者，多取此法。

茯苓四逆汤由茯苓、人参、生附子、炙甘草、干姜组成。方中用四逆汤以扶足少阴之阳，用人参、茯苓以扶手少阴之阴，阴阳双补，则水火既济，阴阳相交，而病可愈矣。

“故友段某，素体衰弱，形体消瘦，患病年余，久治不愈。证见两目欲脱，烦躁欲死，以头冲墙，高声呼烦。家属诉：初起微烦头疼，屡经诊治，因其烦躁，均用寒凉清热之剂，多剂无效，病反增剧。面色青黑，精神极惫，气喘不足以息，急汗如油而凉，四肢厥逆，脉沉细欲绝。

拟方如下：茯苓一两，高丽参一两，炮附子一两，炮干姜一两，甘草一两。

急煎服之。服后烦躁自止，后减其量，继服十余剂而愈。”（《中医杂志》1965 年第 1 期 28 页）

九、附子汤

附子汤治疗少阴病，得之一二日，不发热而见背部恶寒等。背为阳之府，背部恶寒是阳气衰、阴气盛的征象。寒邪入里，病发于阴，阳虚而阴盛，故口不渴，而“口中和”。四肢为诸阳之本，阳虚不达四肢，所以手足发凉。阳虚阴盛，寒邪凝滞，故见身疼、骨节疼痛。

太阳伤寒，见发热、恶寒、无汗、身疼、骨节疼痛，脉必浮，属麻黄汤证；若见无热、手足寒、身疼、骨节疼痛，脉不浮而沉，则属少阴阳虚寒证。治疗可先用灸法通阳，然后以附子汤温阳益气，固本培元。

附子汤由炮附子、茯苓、人参、白术、芍药组成。方中附子温肾以扶真阳之本，人参大补元气；茯苓、白术配附子既可温化寒湿之凝滞，又可佐人参健脾益气。芍药敛阴和血，既可缓身痛，又可制温热而不伤阴。本方脾肾双补，先天后天兼顾，为扶阳固本的代表方。

第十三讲　对寒热错杂诸方的综述

《伤寒论》所载的寒热之药并用方剂，概括起来有柴胡桂枝干姜汤、栀子干姜汤、半夏泻心汤、附子泻心汤、黄连汤、乌梅丸、麻黄升麻汤、干姜黄芩黄连人参汤，一共八个方子。而柴胡桂枝干姜汤前面已经讲过，栀子干姜汤从略，生姜泻心汤、甘草泻心汤可以半夏泻心汤为代表。下面分别对各方剂进行简要叙述。

一、半夏泻心汤

半夏泻心汤是寒药、热药杂用的方子，属于和解脾胃寒热之邪的代表方；生姜泻心汤和甘草泻心汤都是在它的方药基础上加减变化而成。半夏泻心汤治疗脾胃之气失和，心下痞满而挟有痰饮的一种痞证（因其挟有痰饮，故兼有呕吐之证）。如结合临床观察，此证当有心下痞满、呕吐、肠鸣下利或大便不调之证。本证的产生，是由于脾胃阴阳不和，升降失序，中焦之气痞塞，寒热错杂，痰饮内生所致，故用半夏泻心汤苦降辛开，和胃涤痰为主。

半夏泻心汤由半夏、干姜、黄芩、黄连、人参、炙甘草、大枣组成。此证气机升降不利，中焦痞塞，胃气不降而生热，故用芩、连之苦寒以降之；脾气不升而生寒则肠鸣下利，故用干姜之辛热以温之；痰饮扰胃，逆而作呕，故用半夏降逆和胃以止呕；脾胃气弱，不能斡旋上下，故以参、草、枣以补之。本方清上温下，苦降辛开，寒热并用，以和脾胃，为治心下痞的主方。

心下为半表半里部位（在胸之下、腹之上），故其为病，则用泻心汤和解为宜。然小柴胡汤治在肝胆，而泻心汤则治在脾胃。两证的气机皆有出入升降不利的特点，又皆系阴阳的乖戾不和所致，若不用和解而用他法治疗，则病不能愈。尤以“心下”位于胸腹之间，乃气之上下要道，故阴阳交通不利则作痞。痞者塞也，气滞而不行，非血非水，中实无物，故按之则濡，但气痞耳。

张某，男，36 岁。素有饮酒癖好，因病心下痞满，时发呕吐，大便不成形、日三四次，多方治疗，不见功效。脉弦滑，舌苔白。

辨证：证为酒伤脾胃，升降失调，痰从中生。痰饮使胃气上逆则呕吐，脾虚气寒则大便不成形；中气不和，气机不利，故作心下痞。

处方：半夏 12 克　干姜 6 克　黄芩 6 克　黄连 6 克　党参 9 克　炙甘草 9 克　大枣 7 枚

服一剂，大便泻出白色黏涎甚多，呕吐遂减十分之七。再一剂，则痞与呕吐俱减。又服两剂，则病痊愈。

二、附子泻心汤

附子泻心汤治心下热痞，而又阳虚不能护表，兼见"恶寒汗出"之证。一般来讲，发热容易汗出，而恶寒则不易汗出。今恶寒同时汗出，反映了卫阳不足，温煦失司的情况。卫阳，就是卫外的阳气。它出于下焦，是肾中阳气所化生，达于体表，即可"温分肉，充皮肤，肥腠理，司开合"。今下焦阳虚，则化生卫阳不足，失去其温煦和固护肌表的功能，则出现恶寒汗出之证，故名之为上热下寒痞，治用附子泻心汤清热痞而温阳气。

附子泻心汤由大黄、黄连、黄芩、炮附子组成。方中用滚开水渍泡大黄、黄连、黄芩，使其以治气分之热痞；附子用水专煎，取其味厚力雄，以专补肾间阳气之虚。此方虽寒热并用，然水渍三黄而专煎附子，则扶阳为主，而清热为兼矣。

"宁乡学生某，肄业长群中学，得外感数月，屡变不愈。延诊时，自云胸满，上身热而汗出，腰以下恶风，时夏历六月，以被围绕。取视前所服方，皆时俗清利、搔不着痒之品。舌苔淡黄，脉弦。

与附子泻心汤……阅二日复诊，云药完二剂，疾如失矣。为疏善后方而归。"（《遯园医案》卷上）

三、黄连汤

黄连汤证属于"伤寒胸中有热，胃中有邪气"的病理变化。胸中有热则呕吐，胃中有邪气则腹痛或下利。治以黄连汤，寒温并用，甘苦互施，以调理上下之阴阳，和解其邪。

黄连汤由黄连、炙甘草、干姜、桂枝、人参、半夏、大枣组成。方中黄连清胸中之热，干姜温脾胃之寒，桂枝宣通上下之阳气，半夏降逆止呕，人参、甘草、大枣益胃安中，使之有利于斡旋上下，而调理寒热阴阳。

徐州李某，病呕吐而大便下痢，日三四行，里急后重，有红白黏液。病经一载，各处就医不愈。因事来京，经友人介绍，让我为之诊治。脉弦而滑、按之无力，舌红而苔白。

辨证：此乃寒热错杂之邪，分据脾胃上下，若只治其一，或以寒治热，或以热治寒，皆不能奏效。当寒热并用，应仿黄连汤法。

处方：黄连 9 克　干姜 9 克　桂枝 9 克　半夏 9 克　人参 6 克　炙甘草 6 克　大枣 7 枚

前后共服六剂，一载之疾从此而愈。

四、乌梅丸

乌梅丸是治厥阴病的主方。病至厥阴，则阴阳互相进退，以寒热错杂之证为其特点。如“消渴，气上撞心，心中疼热，饥而不欲食”等证。又因寒热错杂、上热下寒，则可表现为吐蛔、手足厥冷，叫做“蛔厥”证，都可用乌梅丸进行治疗。

乌梅丸由乌梅、细辛、干姜、黄连、附子、当归、蜀椒、桂枝、人参、黄柏组成。本方为治厥阴寒热错杂以及蛔厥证的主方。方用乌梅醋浸以益其阴，以和其阳，有和肝安胃、敛阴止渴、安蛔的作用；附子、干姜、桂枝温经扶阳以胜寒；川椒、细辛味辣性温，能通阳破阴，且能杀蛔虫；黄连、黄柏苦寒以清热烦，并伏蛔虫而治吐；人参补气以健脾；当归补血以养肝。诸药配合，使寒热邪去，阴阳协调，柔肝温脾，安蛔敛冲，是为制方之旨。方中虽寒热并用，但以温药偏多，又得乌梅酸收敛固，因而可治疗寒热滑脱之久利。用米与蜜甘甜之品为辅料作丸，不但能养胃气之虚，且可投蛔所好而作为驱蛔之诱饵。

甘肃上寨周某，女，36 岁。突然发生右上腹部阵发性急剧疼痛，四肢发凉，冷汗津津，而又作呕。既往有蛔虫病史。检查：面有“虫斑”，脉弦而劲，舌绛而苔褐。辨为厥阴病的“蛔厥”之证。

乃按乌梅丸的方药改为汤剂，一剂分三次服。

共服两剂，则痛止人安。然因口苦甚，仍有呕吐，问其大便已数日未行。转用大柴胡汤一帖，服后泻下大便及蛔虫多条，从此而得愈。

五、麻黄升麻汤

麻黄升麻汤治疗表邪内郁，气机不伸，上热下寒，阴阳不和之证。因其阳邪内陷，郁而不达，故使原来浮数之脉一变而为沉迟。切其下部尺脉而又不至，是乃气机受阻，而脉道不利所致。气机既阻，则阴阳气不相顺接，故手足为之厥冷。若内陷之阳邪淫于上，则上热而为咽喉不利与吐脓血之证；阳郁于上，不能主持于下，故又见泄利不止。此证阴阳上下并受其病，而虚实寒热亦复混淆不清，故治其阴则必伤其阳，若补其虚则又碍其邪，因而属于难治之证。然仲景出麻黄升麻汤寒热兼治，外宣阳郁之邪，内滋肺胃之阴，既清上又温下，务使阴阳自和则病愈。

麻黄升麻汤由麻黄、升麻、当归、知母、黄芩、葳蕤、芍药、天冬、桂枝、茯苓、炙甘草、石膏、白术、干姜组成。方中麻黄、升麻的剂量较大，用以宣发陷下阳郁之邪；黄芩、石膏以清肺胃之邪热；桂枝、干姜通阳温中以祛寒；当归、芍药养血以和阴；知母、天冬、葳蕤滋阴降火以和阳；甘草、茯苓、白术不仅能健脾益气而止利，且能安胃和中而交通上下。此方汇合补泻寒热之品而成方，使其相助而不相悖。虽用药多至十四味，但不是杂乱无章，为治疗寒热错杂之证寓有精当的意义。

李梦如子，曾二次患喉痰，一次患溏泻，治之愈。今复患寒热病，历十余日不退，邀余诊。切脉未竟，已下利两次，头痛、腹痛、骨节痛，喉头尽白而腐，吐脓样痰夹血，六脉浮、中两按皆无，重按亦微缓，不能辨其至数，口渴需水，小便少，两足少阴脉似有似无。诊毕无法立方，且不明其病理。连拟排脓汤、黄连阿胶汤、苦酒汤皆不惬意；复拟干姜黄芩黄连人参汤，终觉未妥；又改拟小柴胡汤加减，以求稳妥。继因雨阻，寓李宅附近，然沉思不得寐，复讯李父：病人曾出汗几次？曰：始终无汗。曾服下剂否？曰：曾服泻盐三次，而至水泻频仍，脉忽变阴。

余曰：得之矣。此麻黄升麻汤证也。病人脉弱易动，素有喉痰，是下虚上热体质。新患太阳伤寒而误下之，表邪不退，外热内陷，触动喉痰旧疾，故喉间白腐，脓血交并。脾弱湿重之体，复因大下而成水泻，水走大肠，故小便不利；上焦热盛，故口渴；表邪未退，故寒热头痛、骨节痛各证仍在；热闭于内，故四肢厥冷；大下之后，气血奔集于里，故阳脉沉弱；水液趋于下部，故阴脉亦闭歇。

本方组织有桂枝汤加麻黄，所以解表发汗；有苓、术、干姜化水利小便，所以止利；用当归助其行血通脉；用黄芩、知母、石膏以消炎清热，兼生津液；用升麻解咽喉之毒；用玉竹（即葳蕤）以祛脓血；用天冬以清利痰脓。明日即可照服此方。李终疑脉有败征，恐不胜麻、桂之温，欲加丽参。

余曰：脉沉弱肢冷是阳郁，非阳虚也，加参转虑掣消炎解毒之肘，不如勿用，经方以不加减为贵也。后果愈。（陈逊斋医案）

六、干姜黄芩黄连人参汤

干姜黄芩黄连人参汤治疗上热下寒的寒热格拒而发生的“食入口即吐”,以及下利为甚的吐利交作之证。本方清上温下而两治寒热。

干姜黄芩黄连人参汤由干姜、黄芩、黄连、人参组成。方中用黄芩、黄连以泄上热,用干姜温脾以去寒,用人参健脾以补虚。本方寒热并用,苦降辛开,干姜又可引导芩、连,使热邪不发生格拒。所以有的注家认为,此方也治“火逆”的呕吐。

于某,男,29岁。夏月酷热,贪食寒凉,因而吐泻交作,但吐多于泻,且伴有心烦、口苦等证。脉数而滑,舌苔虽黄而润。

辨证:此为火热在上而寒湿在下,且吐利之余,胃气焉能不伤,是为中虚而寒热相杂之证。

处方:黄连6克　黄芩6克　人参6克　干姜3克　嘱另捣生姜汁一盅,兑药汤中服之。

一剂即吐止病愈。

总之,《伤寒论》中的寒热错杂方剂,是张仲景对方剂学的一大创举,其科学价值很高,我们应当很好地继承与发扬。以上所讲的寒热并用的方子,在治疗上虽皆有调和阴阳、和解寒热之邪的作用,但它们又有各自的特点。例如:半夏泻心汤调和阴阳而功在治痞;干姜黄芩黄连人参汤调和阴阳而功在治呕;乌梅丸调和阴阳而功在治蛔;麻黄升麻汤调和阴阳而功在发汗;附子泻心汤调和阴阳而功在扶阳止汗。这些均体现了中医学同中有异,随证施治的特点。

第十四讲　使用经方的关键在于抓住主证

《伤寒论》的内容多能理论联系实际，理法方药兼备，形成辨证论治的体系，使人越读越有味，越用越想用，成为后世医学的规范。它对发展中医学，指导临床实践，作出了巨大的贡献。

《伤寒论》实载 113 方（佚 1 方）。其方结构比较严谨，药味精炼，配伍有度，煎服得法，比起《内经》13 方有了新的发展，故被后世医家所推崇，获有“医方之祖”的称号。

辨证论治是中医必须遵循的准则，理法方药的统一更是取得疗效的关键，所以，经方运用得当，往往效如桴鼓。

为了正确运用经方，现谈谈个人体会——使用经方的关键在于抓住主证。希望得到读者们的重视，以期对学习和使用《伤寒论》方有些裨益。

一、什么是主证，为什么要先抓主证

《伤寒论》总结了六经辨证的规律，并于每一方证中又厘定了主证、兼证、变证和夹杂证的层次，为正确地运用辨证论治提供了先决条件。

临床辨证要先抓主证，因为主证是纲，纲举则目张，兼证、变证、夹杂证等也就迎刃而解。

什么是主证？主证是指决定全局而占主导地位的证候。如以六经的提纲证而言，则有太阳病的脉浮、头项强痛而恶寒的主证；阳明之为病的胃家实的主证；少阳之为病的口苦、咽干、目眩的主证；太阴之为病的腹满而吐，食不下，自利益甚，时腹自痛的主证；少阴之为病的脉微细，但欲寐的主证；厥阴之为病的消渴，气上撞心，心中疼热，饥而不欲食，食则吐蛔的主证。如以方证而言，则有以发热、汗出、恶风为主的桂枝汤主证；以恶寒无汗、身痛气喘为主的麻黄汤主证；以口苦喜呕、胁痛胸满、往来寒热为主的小柴胡汤主证；以烦渴、汗出、高热、脉大为主的白虎汤主证；以不大便、腹满痛、潮热谵语为主的大承气汤主证；以吐利腹满、饮食不振、自利益甚为主的理中汤主证；以四肢厥冷、下利清谷、脉微细为主的四逆汤主证；以消渴、气上撞心、饥而不欲食、食则吐蛔为主的乌梅丸主证。

六经方证的主证是辨证的关键，反映了疾病的基本规律，是最可靠的临床依据。因此，我们对主证要一抓到底，抓而不放，才有实际应用的价值。只有先抓主证，才符合辨证的思维方法，才能进一步认清兼证和变证，分清辨证的层次，而使辨证的程序井然不紊。

二、抓主证，也要注意兼证

那么，什么是兼证？兼证必须在主证的前提下出现，它附于主证而存在，但又补充了主证证候的不足。凡在主证基础上而见新的证候，就叫做兼证。举例而言，如桂枝汤的主证为发热、汗出、恶风。若兼见气喘，或者兼见项背强几几等，这便是桂枝汤的兼证。兼证与主证的关系起到了互相为用、相得益彰的效果。但是必须指出，如果属于六经提纲证的主证，而出现另一经兼证的，则往往属于合病与并病的范围，就不能按兼证来看待。如太阳病的提纲证，而又出现胸胁苦满的证候，则多为太阳与少阳并病。如果太阳病的脉浮身痛和阳明病的心烦、口渴同时出现，则叫“二阳合病”。为此，我们所说的兼证并不是合病与并病，两者必须分开而不能相混。兼证还有一个特点，就是它和主证有着千丝万缕的联系，是自然形成的证候，所以它离不开本经发病的范围。如桂枝汤兼证的喘和项背强几几，都与中风表不解有关。因此，它和合病、并病的实质不同。

因此，如果我们只知抓主证，而对兼证不顾，就不能做到随证应变，也不能随着兼证的出现，制订有效的治法。我认为主证和兼证是并行而不悖的关系，主证反映病之常，兼证则反映病之变。做到知常达变，方足以尽辨证之能事。

三、变证的形成及其临床意义

主证和兼证都随六经方证而出现，它们在病机上比较一致，分歧并不太大，其来龙去脉也较清楚，所以有规律可循。至于变证则不然，它不受六经为病范围所约束，而以独特的、灵活多变的姿态出现，包括了伤寒以外的许多杂病。

那么，什么是变证呢？变证是指太阳病或者少阳病，由于医生误治，使原有的主证已罢，而变生他证，不能以正证名之，就叫变证。

《伤寒论》中约有三分之一的内容是论“变证”的。变证是被医生治坏的病。例如太阳病，在治疗上没有发汗，而误用了或吐、或下、或火的各种治法，由于治疗的差错，使原来的表证不复存在，而新的变证从此油然而生。变证在临床确有其事，对它的论述也是十分必要的。但我反复地思考，感到《伤寒论》记载的误治“变证”，有的（不是全部）是著者借用它来讲另一个病的，因而未必都实有其事。例如：《伤寒论》第63条至第70条的内容（指赵本条文号码），是围绕五脏病的虚实寒热加以辨证的，是属于著者的精心安排，不可能是临床误治的巧合。所以，对误治的“变证”也要一分为二，真的也有，造作的也有，不能绝对化。如果我体会不差的话，那么，就应把误治的着眼点放在辨变证的上头，不必拘于误治的形式和过程。如能这样去看，就跳出了误治的框框，自有海阔天空、鸟瞰全局之快，也就自然不再盯着汗、吐、下条文不放，做“守株待兔”那样的傻事了。

因此，对于变证宜从辨证的前提出发，抓辨证的大方向，以达到在伤寒中论杂病的目的。

四、夹杂证形成的特点

什么是夹杂证呢？这必须从两种情况进行叙述，才能畅达其义。

1. 疾病的发生发展比较复杂，往往涉及许多方面的因素，应当考虑很多的问题。伤寒也是如此，尤其是它与杂病的关系很密切。不知道这一点，就体会不了《伤寒论》辨证论治的地位。所以，对疾病不能孤立地、片面地去认识。比如《伤寒论》的夹杂证，除小建中汤和炙甘草汤治夹虚证外，还有夹饮气的小青龙汤证，夹宿食的大承气汤证，夹里寒的桂枝人参汤证，挟上热而下寒的黄连汤证等等，不胜枚举。

2. 疾病的发生、发展，由于人体的体质不同，如体质的强弱，以及脏腑的厚薄、性别的男女、年龄的老幼、居住的南北等等差异，决定了感邪虽一，发病则殊的现实。所以，不能尽在外感上求原因，还必须从个体差异上找根据，这就涉及夹杂证的实质问题。基于病有夹杂的特点，形成了新病与老病、标病与本病、表病与里病的交叉出现，使证情的变化比较复杂，在治疗上有其差异性。概括而言，《伤寒论》除六经辨证方法外，又应区分主、兼、变、夹杂四种证候，这就使辨证有了层次、有了先后，提高了对辨证的认识。

五、抓主证，使用经方的治例

《伤寒论》言不虚发，句句皆有实践根据。我们一定要细致地抓好主证，才能在实践中发挥作用，更好地指导临床治疗。为了说明抓主证用经方的重要意义，试以个人的临床治例说明如下：

（一）**小承气汤证**

甘肃张某，男，小学教员。自述身体太虚，来求补药。曾服人参健脾、十全大补等丸药，病不愈而体虚更甚。自觉头晕少神，四肢倦怠不欲劳动，不欲饮食，强食则腹中胀痛不支，大便秘结而小便黄赤。切其脉滑而有力，舌苔黄腻。

辨证：此非虚证，乃大实而有羸候也。由于胃家实热内滞，而使胃气不顺，燥热上熏，则头目眩晕；腑气不利，则腹胀痛不欲食；气结于里，壮火食气，是以四肢无力。夫土气太过则成敦阜，必以泻药平之而方能愈也。

处方：厚朴 15 克　枳实 10 克　大黄 10 克

服药一剂，大便泻三次，周身顿感轻爽，如释重负，而腹胀、头晕均蠲。

（二）**吴茱萸汤证**

丁某，男，53 岁。主诉胸胁苦满，胃脘痞胀为甚，饮食减少，食后则胃胀更甚，口中多涎，呕吐涎沫，而头昏眩不爽，脉弦缓无力，舌苔水滑。

辨证：此为厥阴寒证。厥阴寒邪则多动水，是以头目眩晕而吐涎沫也。《伤寒论》378 条"干呕，吐涎沫，头痛者，吴茱萸汤主之"是矣。

处方：吴茱萸 12 克　生姜 15 克　党参 10 克　桂枝 6 克　厚朴 12 克

服此方获显效后，又加减变化共服六剂而安。

（三）**芍药甘草汤证**

贾某，男，53 岁。症状是左腿肚子经常转筋，发作时聚起一包，腿疼不能伸直。同时，患侧的大脚趾也向足心处抽搐，疼痛难忍。切其脉弦，视其舌红而少苔。

辨证：阴血不滋，筋脉细急而脚挛急。

处方：白芍 24 克　炙甘草 12 克

连服四剂，而病不发。

（四）**黄连阿胶汤证**

案一：陈某，女，25 岁，未婚。患月经淋漓不止已有几个月，面色萎黄，疲乏无力。心烦难寐，偶尔得睡则又乱梦纭纭，反增疲倦。父母忧之，请为诊治。索其前服之方，率为温补涩血之品。六脉滑数，舌色红，舌尖尤甚。

辨证：心火上炎，无水以制，故心烦而难寐，因阳亢而不能入阴也。心主血脉，心火盛则血不归经，而月经淋沥不止。夫心火上炎，实由肾水之不升。故水火不济，心肾不交为本证之关键。

处方：黄连 10 克　黄芩 6 克　白芍 10 克　阿胶 10 克　鸡子黄 2 枚

共服五剂，月经方止，夜间得睡，心烦不发，饮食增加，其病得愈，取得了出人意料的疗效。

案二：赵某，男，49 岁。因患肝炎病来京治疗。患者口腔干涸，舌体极硬而卷伸不利，言语受到障碍。其脉沉弦，舌红绛而苔薄黄。

初诊辨为：肺胃阴虚，津液不滋所致，用叶氏益胃汤而无效。

复诊：证属阴虚津少，似无可疑，继投白虎加人参汤。然服药数剂，毫无功效可言，使人困惑不解。

三诊：详细问其饮食起居情况，知夜间睡眠不佳，而心烦至甚，且失眠之后则口干涸更为严重。余聆其言，结合心烦失眠与舌红绛的特点进行了分析，方知此证为心火上炎、肾水不能上济的病证。不清其火，则徒劳无功，乃改用黄连阿胶汤。

服三剂，夜即得睡，而口舌干涸顿释。

（五）柴胡加龙骨牡蛎汤证

尹某，男，32 岁。因受惊恐而患病。症状为：头晕，失眠，睡则呓语频作，胸胁苦满，自汗而大便不爽，并时发癫痫。望其人神情呆滞，面色青，舌质红，苔白而干，脉沉弦。

辨证：头晕、胸满、脉弦，证属少阳为病；汗出不恶寒、大便不爽，证又兼阳明腑热之象。此病得于惊恐之余，而时发癫痫，又与肝胆之气失和有关。《伤寒论》说："胸满烦惊……谵语，一身尽重，不可转侧者，柴胡加龙骨牡蛎汤主之。"与此证极为合拍。

处方：柴胡 10 克　龙骨 10 克　牡蛎 10 克　生姜 10 克　黄芩 10 克　桂枝 6 克　半夏 10 克　生大黄 6 克　铅丹 4 克（布包）　茯苓 10 克　大枣 6 枚

服一剂，呓语不发，胸胁满去，精神好转。

复诊：又加竹茹 10 克、陈皮 10 克。服两剂而病愈，癫痫随之亦愈。

此证因余抓住了肝胆胸胁满和精神方面的主证，选用了柴胡加龙骨牡蛎汤，因而取得了疗效。

（六）猪苓汤证

崔某，女，35 岁。因产后腹泻，误认是脾虚，曾服不少补药而病不愈。其脉沉而略滑，舌绛、苔薄黄，下利而口渴。

初诊：作厥阴下利治之，投白头翁汤，服后不见效。

复诊：自述睡眠不佳，咳嗽而下肢浮肿，尿黄而不利。聆听之后，思之良久，恍然而悟，此乃猪苓汤证。《伤寒论》第319条云："少阴病，下利六七日，咳而呕渴，心烦不得眠者，猪苓汤主之。"验之此证，小便不利，大便下利，肢肿而少寐，与猪苓汤主证颇为合拍。

处方：猪苓10克　茯苓10克　泽泻10克　阿胶10克（烊化）

此方连服五剂，小便通畅，腹泻随止，而诸症皆除。

六、小结

由上述治案可见，抓不住主证则治疗无功，抓住了主证则效如桴鼓。然抓主证亦非容易，往往要几经波折，才能抓住。

要做到抓主证，第一：要明伤寒之理，理明则能辨证论治，从而达到抓住主证的目的。第二：要熟读《伤寒论》原文，反复诵读，能够把主证记熟，在临床时才能得心应手。由此可见，"抓主证"是辨证的最高水平。我认为，抓住主证，治好了病，也就发展了《伤寒论》的治疗范围，扩大了经方使用，使人增长了才智，就能继承和发扬祖国医学遗产，为人类健康作出更大贡献。

方名索引